Kliniktaschenbücher

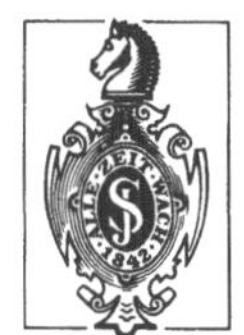

W. Heipertz   E. Schmitt

Wirbelsäulen-
erkrankungen

Diagnostik und Therapie

Unter Mitarbeit von D. Ruckelshausen

Zweite, überarbeitete Auflage

Mit 121 Abbildungen

Springer-Verlag
Berlin Heidelberg New York Tokyo 1984

Professor Dr. Wolfgang Heipertz
Professor Dr. Erich Schmitt
Orthopädische Universitätsklinik und Poliklinik Friedrichsheim
Marienburgstraße 2, 6000 Frankfurt 71

Dr. Dagmar Ruckelshausen
Königstraße 1, 8540 Schwabach

ISBN-13: 978-3-540-13086-4   e-ISBN-13: 978-3-642-69501-8
DOI: 10.1007/978-3-642-69501-8

CIP-Kurztitelaufnahme der Deutschen Bibliothek
Heipertz, Wolfgang: Wirbelsäulenerkrankungen: Diagnostik u. Therapie/W. Heipertz; E. Schmitt.
Unter Mitarb. von D. Ruckelshausen. – 2., überarb. Aufl. – Berlin; Heidelberg; New York; Tokyo:
Springer, 1984. (Kliniktaschenbücher)

NE: Schmitt, Erich

Die Wiedergabe von Gebrauchsnamen, Handelsnamen, Warenbezeichnungen usw. in diesem Werk
berechtigt auch ohne besondere Kennzeichnung nicht zu der Annahme, daß solche Namen im Sinne
der Warenzeichen- und Markenschutz-Gesetzgebung als frei zu betrachten wären und daher von
jedermann benutzt werden dürften.

Produkthaftung: Für Angaben über Dosierungsanweisungen und Applikationsformen kann vom
Verlag keine Gewähr übernommen werden. Derartige Angaben müssen vom jeweiligen Anwender im
Einzelfall anhand anderer Literaturstellen auf ihre Richtigkeit überprüft werden.

2121/3140-543210

Vorwort zur zweiten Auflage

Das Kliniktaschenbuch über Wirbelsäulenerkrankungen ist von Ärzten und von Studierenden positiv aufgenommen worden. Die Neubearbeitung für die 2. Auflage berücksichtigt neue Erkenntnisse und verfolgt das Ziel noch besserer Verständlichkeit und Übereinstimmung mit dem studentischen Unterricht. Das gilt vor allem für den Abschnitt über die Spondylitis ankylosans. Die degenerativen Wirbelsäulenveränderungen wurden gemeinsam mit den spondylogenen Syndromen besprochen, die sich auf ihrer Grundlage entwickeln. Auch dabei fanden Anregungen aus dem Leserkreis Berücksichtigung.

An dem eigenständigen chirotherapeutischen Kapitel wurde festgehalten, weil dessen Geschlossenheit überwiegend begrüßt worden ist und einzelne Wiederholungen zum Hauptteil didaktisch sinnvoll sind. Dieser Abschnitt bringt eine kurze und prägnante Darstellung der vertebragenen Störungen aus der Sicht der manuellen Medizin, deren Bedeutung zunehmend erkannt wird.

Die Autoren wollen mit diesem Buch Grundkenntnisse vermitteln und komplizierte Zusammenhänge in leicht verständlicher Form erklären. Sie hoffen, daß sich auch die Neuauflage als nützlich erweist, und sind für Anregungen und Kritik dankbar.

Frankfurt am Main, 1984

Wolfgang Heipertz
Dagmar Ruckelshausen
Erich Schmitt

Vorwort zur ersten Auflage

Praevention, Diagnostik und Therapie krankhafter Wirbelsäulenveränderungen sind zentrale Themen der Orthopädie. „Orthopädie" nannte Andry sein 1741 in Paris erschienenes Werk über — auch von Laien anwendbare — Maßnahmen gegen die Skoliose. Aus diesen Anfängen, aus handwerklichen Bemühungen um Korsett und Prothese und aus einer spezialisierten Chirurgie ist das Fach hervorgegangen, das in jüngster Zeit besondere Fortschritte auf dem Gebiet der operativen Orthopädie und der Orthopädie-Technik zu verzeichnen hatte. Biomechanische Forschung und biomedizinische Technik haben neue Möglichkeiten konservativer und operativer Therapie eröffnet und die Prognose grundlegend gewandelt.
Die vorliegende Darstellung ist für den nichtspezialisierten Arzt verständlich und berücksichtigt vor allem neuere Behandlungsverfahren, die sich an der Frankfurter Klinik bewährt haben. Sie wird dem derzeitigen Wissensstand von Funktion und Funktionsstörungen des Stützorgans — seien sie angeboren oder durch Krankheit bzw. Verletzung erworben — gerecht. Darüberhinaus soll das Taschenbuch ein Beitrag für die rechtzeitige Erkennung von Gefährdungen und Erkrankungen der Wirbelsäule sein und damit einer für den Erfolg entscheidenden Frühbehandlung und der Vorbeugung von Wirbelsäulenerkrankungen dienen, die zunehmend von zivilisationsbedingten schädlichen Einflüssen drohen.

Inhaltsverzeichnis

1 Form und Funktion der Wirbelsäule

E. Schmitt

Die Wirbelsäule spielt als Achsenorgan eine hervorragende Rolle im Bewegungsapparat; sie hat statische und kinetische Aufgaben zu erfüllen und ist außerdem Schutzorgan für wesentliche Teile des Zentralen Nervensystems.

Durch den Aufbau über dem Kreuzbein ist die Wirbelsäule in die Becken- und Beinstatik einbezogen; an ihr hängt aber auch ein Großteil des Gewichtes von Rumpf, Schultergürtel und oberen Extremitäten. Hinzu kommt die direkte Belastung durch den Kopf, der frei balancierend mit größtmöglicher Bewegungsfreiheit getragen wird. Jede Bewegung dieser genannten Organe überträgt sich zwangsläufig auf die Wirbelsäule und erhöht ihre Beanspruchung; sie selbst ist einbezogen in die Fortbewegung des gesamten Körpers.

Die Eigengestalt der Wirbelsäule ist vergleichbar mit einer gebogenen Feder. Von hinten betrachtet verläuft die Wirbelkörperreihe lotrecht, von der Seite zeigt sie eine S-förmige Schwingung (Abb. 1): Am Halsteil besteht eine Ausbiegung nach vorn, am Brustabschnitt nach hinten und an der Lendenwirbelsäule wieder nach vorn (Halslordose, Brustkyphose, Lendenlordose). Das Ganze ist aber kein starres System. Zwischen den einzelnen Bauelementen, den Wirbeln, sind Bewegungssegmente vorhanden. Der Wechsel zwischen mobilen elastischen Bauteilen (Bandscheiben) und starren Bauteilen (Knochen) bedingt sowohl hohe Festigkeit als auch Beweglichkeit in allen drei Ebenen. Die Krümmungen fangen zusätzlich Stöße in axialer Richtung federnd ab.

Die Wirbel besitzen eine gemeinsame Grundform (Wirbelkörper, -Bogen, Gelenkfortsätze, Querfortsätze, Dornfortsätze), die in den einzelnen Regionen abgewandelt wird (Abb. 2). Die Wirbelkörper nehmen von kranial nach kaudal an Größe zu, das Wirbelloch wird

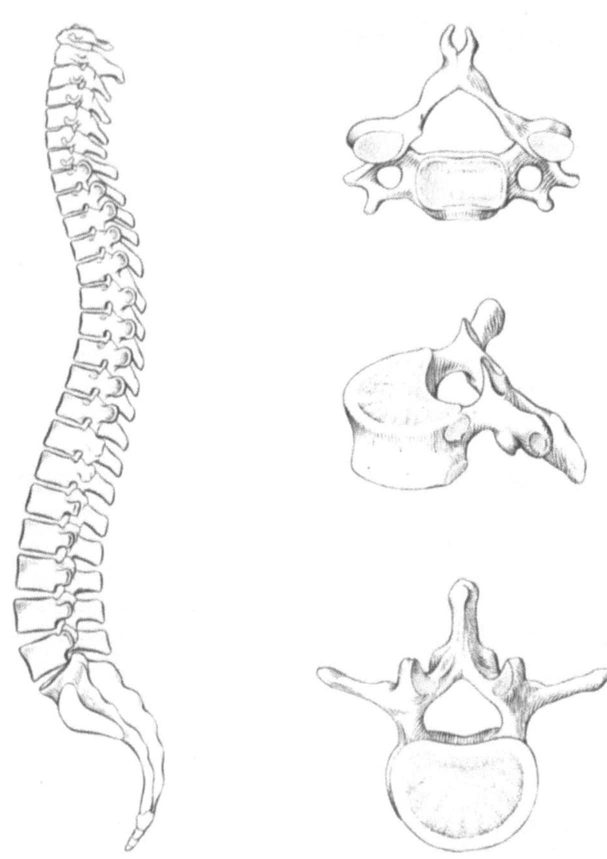

Abb. 1. Eigengestalt der Wirbelsäule
bei seitlicher Betrachtung

Abb. 2. Grundformen eines Hals-,
Brust- und Lendenwirbelkörpers

nach der Form des Rückenmarks gestaltet. Die Gelenkfortsätze der
Halswirbelsäule sind frontal und in 45 Grad Neigung nach vorn gegenüber der Horizontalen angelegt; die Brustwirbelsäulen-Gelenke
verlaufen frontal, die der Lendenwirbelsäule sagittal. Die Gelenkflächen sind aber nicht plan, sondern Teile eines Zylinderausschnittes;
sie bestimmen die Bewegungsrichtung im Segment. Die Halswirbelsäule ist am beweglichsten. Flexion, Extension und Neigung sind

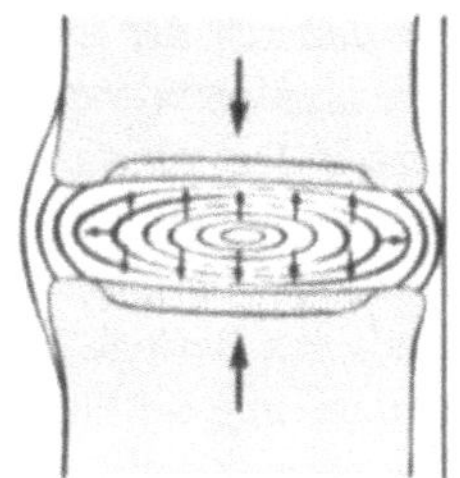

Abb. 3. Schematische Darstellung des Halbgelenkes Bandscheibe mit Verlauf des vorderen und hinteren Längsbandes

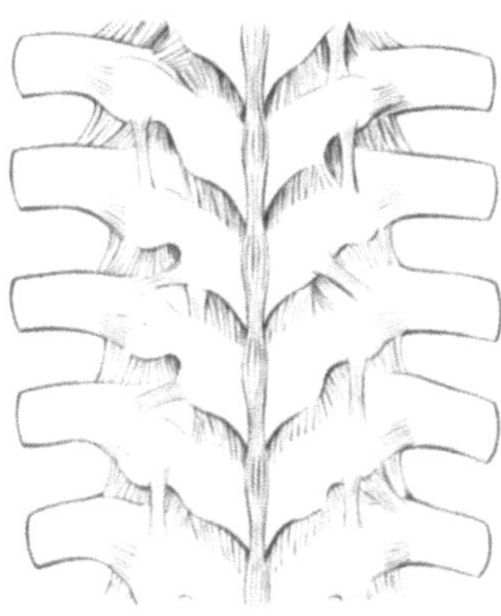

Abb. 4. Verlauf der Ligamente an Bögen, Dornfortsätzen und Querfortsätzen

hier am effektivsten. Die Brustwirbelsäule bringt den geringsten Ausschlag. Die Rotationsbewegungen nehmen von kranial nach kaudal ab. Die beiden oberen Halswirbelsäulen-Körper sind wegen ihrer besonderen Funktion völlig umgebildet. Der Atlas und der Epistropheus tragen den Kopf. Ihre Gelenkflächen bilden durch besonderen Bau funktionell ein Kugelgelenk; sie sind bandscheibenlos. Die knorpeligen Zwischenwirbelscheiben als passiv beweglicher Teil des Achsenorganes bestehen aus dem Gallertkern (Nucleus pulposus) und den ihn umgebenden Fasermassen (Anulus fibrosus) (Abb. 3). Teile dieser Fasern verankern sich in den Randleisten der Wirbelkörper, gehen aber auch kontinuierlich in die Knorpelplatten der benachbarten Wirbelkörper über. Sie sind ebenfalls mit dem Wirbelkörper verkittet. Der Gallertkern besitzt Quellungsdruck und

verleiht dadurch der Bandscheibe selbst einen hohen Innendruck;
nach Nachemson besitzt die 3. Lendenbandscheibe 60 kg/cbm Span-
nungsdruck. Das Gewicht des Körpers, die passiven Halteelemente
(Ligamente) und die aktiv aufrichtenden Kräfte der Muskulatur wirken dieser Spannkraft entgegen. Der Gallertkern ist verformbar und
gestattet somit Beweglichkeit: Durch randständige Höhenminderung
und Verlagerung des Nucleus ist Bewegung in alle Richtungen möglich. Die ausgedehnten Verankerungen in den Randleisten der Wir-

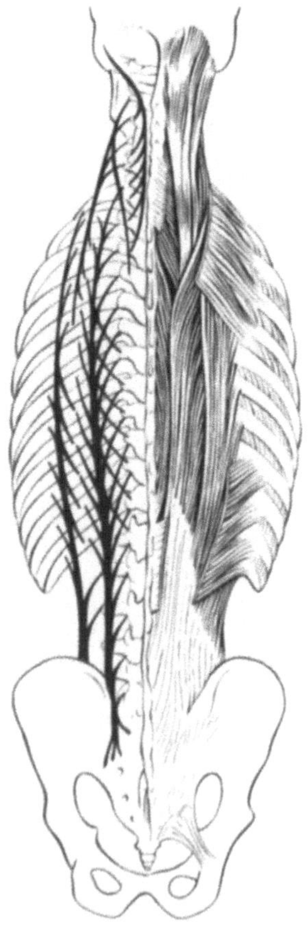

Abb. 5. Verlauf der tiefen Rückenmuskulatur

belkörper und in den Knorpelplatten wirken scherenden Kräften entgegen.

Die Ligamente als passive Halteelemente verbinden die einzelnen Bauteile (Abb. 4). Das vordere Längsband haftet ventral und seitlich an den Wirbelkörpern und läßt die Bandscheibenräume weitgehend frei. Das dorsale Längsband dagegen breitet sich jeweils fächerförmig an der Rückfläche der Bandscheiben aus und ist an ihnen befestigt; es überspringt die Wirbelkörper. Es besitzt elastische Fasern und wird sensibel versorgt. Das Ligamentum flavum, von Bogen zu Bogen verlaufend und vorwiegend aus elastischen Fasern bestehend,

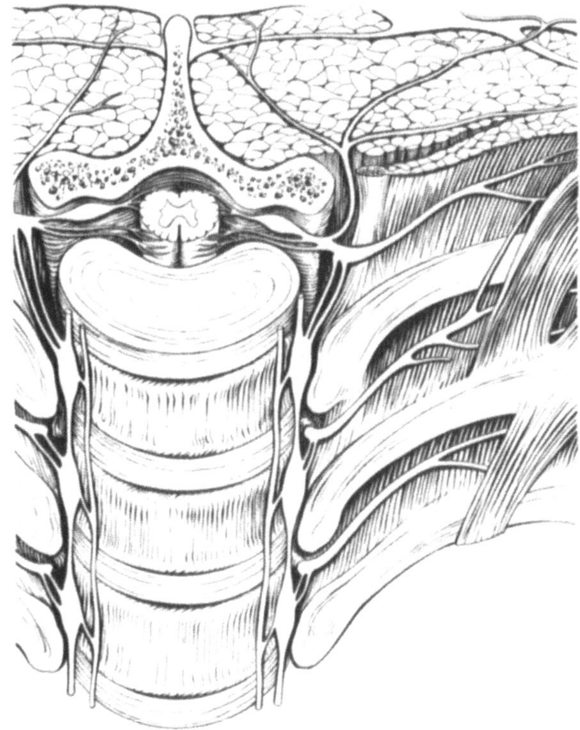

Abb. 6. Verlauf der Spinalwurzeln, ihre Beziehungen zum vegetativen Nervensystem

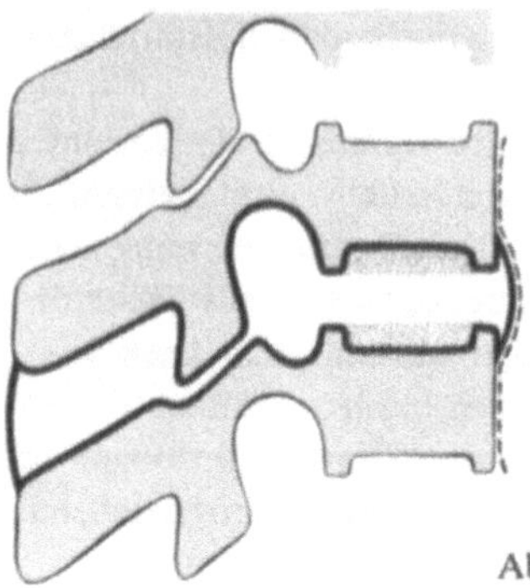

Abb. 7. Bewegungssegment nach Junghanns

stellt die dorsale Bedeckung des Rückenmarkkanals dar und zügelt die Bögen. Bandzüge sind auch zwischen den Dornfortsätzen, sowie zwischen den Quer- und Gelenkfortsätzen vorhanden.

Die Muskulatur des Rückens als aktives Element ist zu unterteilen in eine oberflächliche Gruppe, die entwicklungsgeschichtlich von den oberen Extremitäten Anschluß an den Stamm gefunden hat, und in die tiefe autochthone Muskulatur, den Erector trunci (Abb. 5). Dieser besitzt einen lateralen langen Strang, der vom Becken zu den Rippen und bis an die Querfortsätze zieht. Mediale kürzere Stränge stellen die bewegliche Verbindung zwischen den einzelnen Wirbeln dar. Direkte Wirkung auf die Form der Wirbelsäule haben aber auch die ventralen und seitlich gelegenen Bauchmuskeln. Sie sind die Antagonisten des Erector trunci. Es besteht ein ständiges enges Zusammenspiel. Alle zusammen bedingen das Muskelkorsett der Wirbelsäule.

Die Betrachtung muß darüberhinaus das Vorhandensein enger nachbarlicher Beziehungen der Wirbelsäule zu Gefäßen und vor allem zu wesentlichen Teilen des Zentralen Nervensystems berücksichtigen (Abb. 6). Das Rückenmark verläuft in einem durch die Wirbel gebildeten Kanal; die Nervenwurzeln verlassen mit ihren Begleitgebilden das Rückenmark durch die Foramina intervertebralia.

Die geschilderten Einzelteile bedingen den anatomischen Bau und sind Voraussetzung für die Motilität der Wirbelsäule. Unter funktionellen Gesichtspunkten ist für ihre Beweglichkeit das Bewegungssegment (Junghanns) das entscheidende Element (Abb. 7). Wir verste-

6

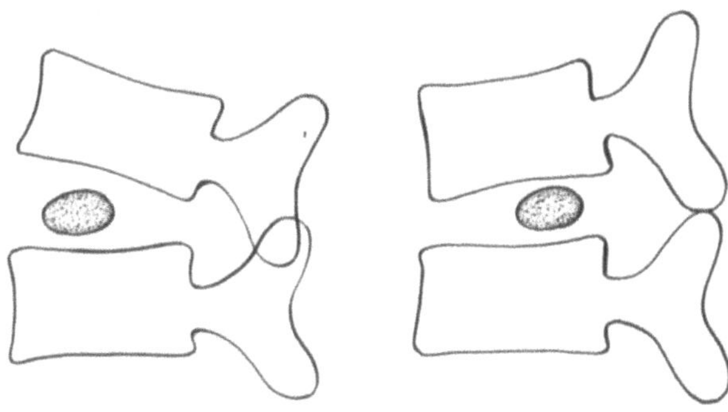

Abb. 8. Schematische Darstellung der Verlagerung des Nucleus pulposus bei *(links)* Kyphose und *(rechts)* Lordose

hen darunter den Raum zwischen zwei Wirbeln. Dem gegliederten Bau der Wirbelsäule entsprechend, besitzt der Mensch 23 bis 24 Bewegungssegmente. Es zählen dazu die Bandscheibe als Halbgelenk, das Foramen intervertebrale, die Bogengelenke, der Raum zwischen den Dornfortsätzen, aber auch die Bänder und die zugehörige Muskulatur. Physiologischerweise wirken und reagieren sie alle gemeinsam. Bei einer Höhenminderung z. B. der ventralen Partien des Segmentes (Kyphosierung) tritt zwangsläufig eine Erweiterung der dorsalen Teile des Bewegungssegmentes ein (Abb. 8). Der Bewegungsausschlag im einzelnen Segment ist nur gering, aber die Gesamtheit aller Segmente bringt einen großen Bewegungsraum in allen Freiheitsgraden. So wie diese Teile physiologisch zusammenwirken, beeinflussen sie sich auch in der Krankheit; die Degeneration der Bandscheibe zieht beispielsweise einen Verschleiß der Bogengelenke nach sich.

2 Untersuchung der Wirbelsäule

E. Schmitt

2.1 Anamnese

Die anamnestische Befragung soll nicht nur für Wesen und Ursache der Erkrankung Anhaltspunkte liefern, sondern dient auch der Kontaktaufnahme mit dem Patienten. Sie gibt uns zudem Auskunft über dessen psychisches Befinden und seine Einstellung zur Krankheit.
Auch bei der Wirbelsäulenuntersuchung folgt man den Grundregeln: Zunächst wird die Familienanamnese, dann die persönliche Anamnese erhoben. Dabei sind auch allgemeine Fragen bedeutsam; es sind z. B. Gewichtsabnahme, Ödeme, Entstehungsart, Dauer der bisherigen Erkrankung, Qualität und Quantität des Schmerzes zu erfragen. Belastungs- und Bewegungsschmerzen, auch im Sinne des Startschmerzes, sind Hinweise auf eine mechanische oder degenerative Störung eines Gelenkes. Ruheschmerz deutet auf einen entzündlichen Prozeß hin. Tageszeitliche Schwankungen der Schmerzintensität und schmerzfreie Intervalle sind charakteristisch bei bestimmten Erkrankungen, z. B. beim Morbus Bechterew. Verstärkung der Schmerzen beim Husten, Niesen und Betätigen der Bauchpresse typisieren einen Bandscheibenvorfall. Festzustellen ist die genaue Lokalisation und evtl. Ausstrahlung des Schmerzes.
Bei chronischen Gelenkleiden fällt den Patienten eine Abnahme der Beweglichkeit auf. Wichtig ist, ob sie allein durch Schmerzen bedingt ist, oder ob eine Einsteifung beobachtet wurde. Liegt eine Deformität vor, dann interessiert der Zeitraum ihrer Entwicklung.

2.2 Inspektion

Bei der Inspektion betrachten wir den entkleideten Patienten von allen Seiten. Allgemein interessieren der Ernährungs- und Kräftezustand, der Entwicklungszustand und der Reifegrad. Davon in Abhängigkeit stehen Fragen der Proportionierung des Rumpfes und der Extremitäten. Speziell achtet man auf Symmetrieabweichungen.

Obere Extremitäten

Stellung der Schultern und Schulterblätter in Relation zum Brustkorb, Verlauf der Schlüsselbeine, Relief der Schultermuskulatur, besonders der Trapeziusoberränder, Länge und Umfang der Arme.

Thorax

Form des Brustkorbes und dessen Beatmung. Diskrete Abweichungen der Symmetrie erkennt man am besten bei der Vorbeuge.

Abdomen

Fettpolster, muskuläre Kraft, Beteiligung an der Atmung, Faltenbildung, Entwicklung der Taillendreiecke.

Becken

Stellung des Beckens in sagittaler und frontaler Ebene (Abb. 9), Höhe der Spinae, Form der Michael'schen Raute, Verlauf der Gesäßfalten.

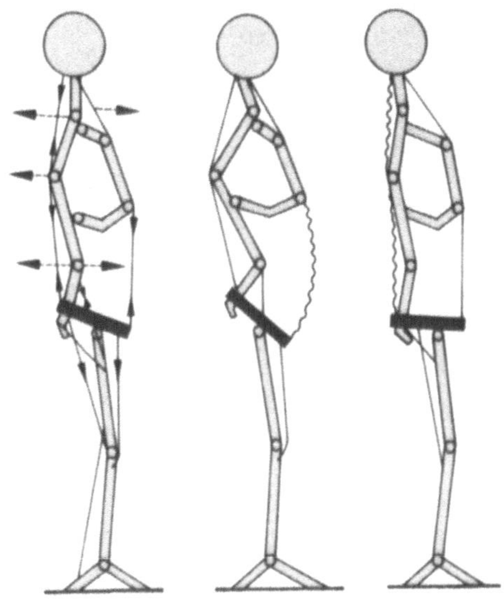

Abb. 9. Einfluß der Beckenstellung auf die Form der Lendenwirbelsäule

Untere Extremitäten

Form, Länge und Umfang der Beine, Gelenkstellungen, besonders der Hüften, Muskelrelief, Durchblutungsverhältnisse.

Wirbelsäule

Bei Betrachtung von hinten ist zu klären, ob die Dornfortsätze im Lot verlaufen. Bei Seitausbiegungen ist auf einen Rippenbuckel (Thoraxasymmetrie), einen Lendenwulst oder asymmetrische Taillendreiecke zu achten.

In Seitsicht fällt die Beurteilung des Wirbelsäulenverlaufes nicht leicht. Ein Flachrücken oder ein extremer Rundrücken werden nicht zu übersehen sein, aber die Übergänge von guter zu abnormer Haltung sind fließend. Es gehört Erfahrung dazu, eine Rückenform exakt einzuschätzen. Hinzu kommt, daß es abweichende Angaben über Normwerte der Kyphose- bzw. Lordosewinkel an Brust- und Lendenwirbelsäule gibt. Um einen möglichst umfassenden Überblick zu gewinnen, betrachten wir deshalb den Entkleideten stehend in Ruhehaltung und in straffer Haltung. Ein Gesunder ist in der Lage, zwischen diesen beiden Extremen die Wirbelsäulenform zu ändern. In straffer Haltung flachen sich Kyphose und Lordose ab, in schlaffer Haltung nehmen sie zu. Auch die Betrachtung des Sitzenden ist informativ (Abb. 10). Sitzend schlaff besteht eine Totalkyphosierung, sitzend straff eine Streckung der drei Wirbelsäulenabschnitte.

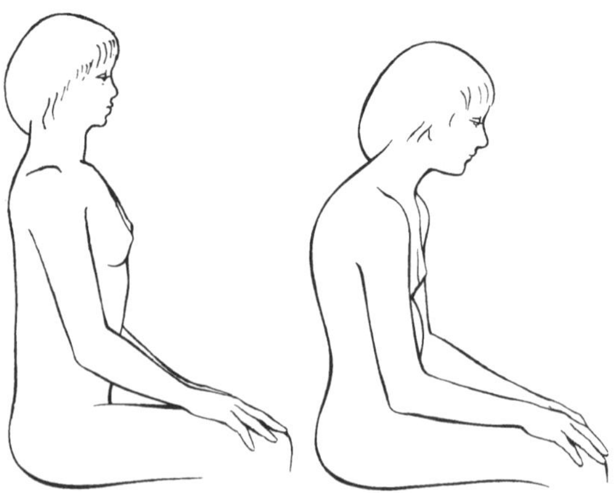

Abb. 10. Form der Wirbelsäule sitzend in straffer und schlaffer Haltung

2.3 Palpation

2.3.1 Haut und Unterhaut

Uns interessieren Feuchtigkeit, Temperatur und Konsistenz der
Haut.

2.3.2 Muskulatur

Tonuserhöhungen der Muskulatur entstehen aus vielerlei Ursachen.
Bei einem Hartspann handelt es sich um eine schmerzhafte Tonuser-
höhung, in der Regel eines ganzen Muskels oder einer Muskel-
gruppe. Die Myogelose ist eine umschriebene, knötchenförmige, sehr

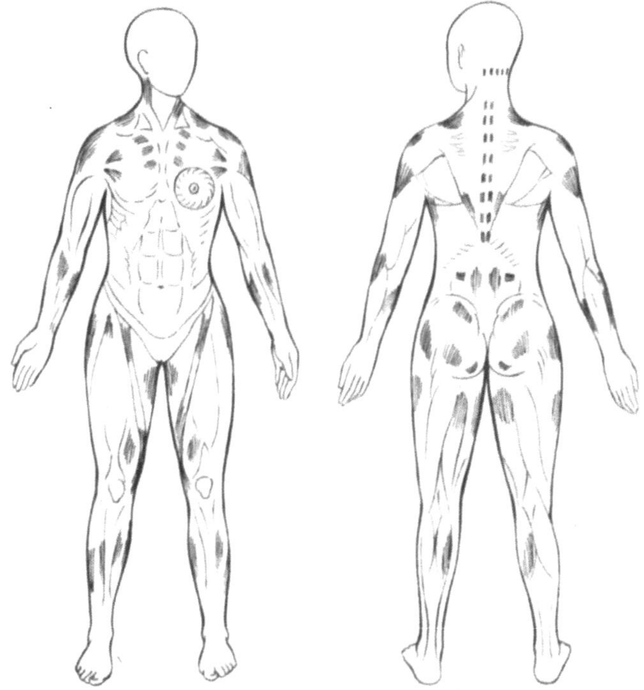

Abb. 11. Lieblingslokalisation von Hartspann und Myogelosen

druckschmerzhafte Muskelhärte. Am Rücken gibt es Prädilektionsstellen für derartige Muskelhärten (Abb. 11). Zu palpieren sind auch
die muskulären Ursprünge an den Beckenkämmen, an den Ileolumbalwinkeln, an Dornfortsätzen, am Schultergürtel und am Hinterkopf.

2.3.3 Schwellungen

Abzugrenzen sind Flüssigkeitsansammlungen und Gewebsverdikkungen von echten Gewebsneubildungen. Konsistenz, Größe,
Druckschmerzhaftigkeit, Abgrenzbarkeit des Tumors, das Verhalten
der Haut und die Verschieblichkeit auf der Unterlage stellen Beurteilungskriterien dar.

2.3.4 Knöcherne Elemente

Man betastet und beklopft die Reihe der Dornfortsätze, sucht die
Querfortsätze an der Halswirbel- und Lendenwirbelsäule, die durch
die Muskulatur palpabel sind. Periostosen an den Beckenrändern
und an den Spinae verursachen heftige Schmerzen bei der Palpation.
Die Ileosakralgelenke sind der direkten Untersuchung zugänglich. Es
sind Klopfschmerzen auslösbar und bei seitlicher Kompression des
Beckens sind fortgeleitete Schmerzen an den Ileosakralfugen möglich. Auch mit dem Mennellschen Zeichen (Überstrecken und Abduktion des Beines verursacht im positiven Fall Schmerzen im gleichseitigen Ileosakralgelenk) sind pathologische Prozesse an diesen
nachzuweisen.

2.4 Funktionsprüfung

Im Vergleich zu den Messungen der Extremitätengelenke ergeben
sich am Achsenorgan erhebliche Schwierigkeiten. Es liegen bezüglich
der Normalwerte unterschiedliche Angaben vor. Die Bewegung der
Wirbelsäule erfolgt nicht wie an den Extremitäten um streng definierte Achsen, sondern in vielen Segmenten. Deshalb sind Winkelangaben ungenau, da eindeutig gekennzeichnete Körperstellen als

Bezugspunkte fehlen. Man ist oft nur auf indirekte Parameter ange-
wiesen. Bei Verwendung von Winkelgraden ist die Neutral-Null-Me-
thode anzuwenden. Zu prüfen ist immer erst die aktive, dann die
passive Beweglichkeit.

Die Bewegungsprüfung der Halswirbelsäule wird in allen Ebenen
ausgeführt. Beim Vor- und Rückneigen sind normalerweise Bewegungsausschläge zwischen 45 – 0 – 45 Grad möglich. Üblich ist auch
das Messen des Kinn-Brustbein-Abstandes bei maximaler Flexion
und Extension. Zur Seite kann der Kopf beiderseits um 45 Grad
geneigt werden (rechts/links 45 – 0 – 45 Grad) (Abb. 12). Rotationsbewegungen sind ergiebiger, sie reichen beiderseits bis 80 Grad (s.
aber auch Kap. 17).

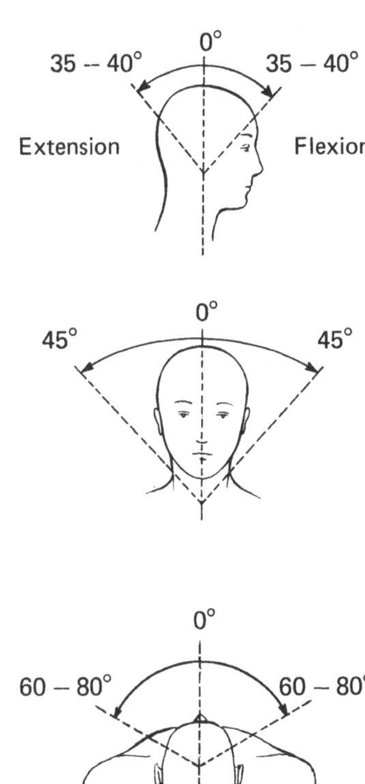

Abb. 12. Beweglichkeit der Halswirbelsäule

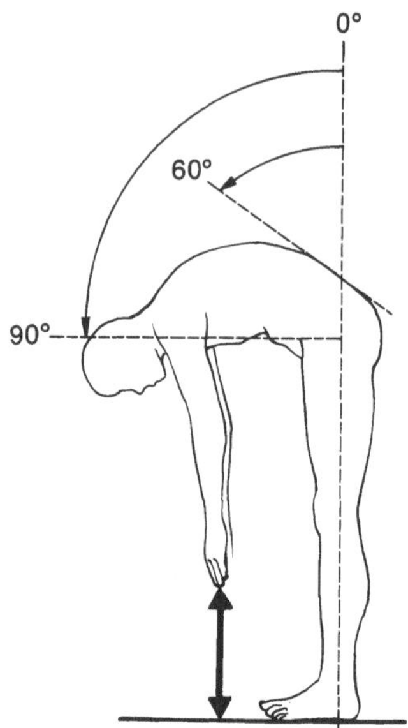

Abb. 13. Vorbeugefähigkeit der Brust- und Lendenwirbelsäule und FBA

Brust- und Lendenwirbelsäule besitzen unterschiedliche Bewegungs-
grade. Die Brustwirbelsäule ist durchschnittlich um 25 Grad zu beugen und um 15 Grad zu strecken(25 – 0 – 15), die Lendenwirbelsäule
um 35 – 0 – 30 Grad. Faßt man diese Werte zusammen, ergibt sich
eine Gesamtvorbeuge von ca. 50 Grad und eine Extension von gut
30 Grad. Bei der Vorbeuge entsteht aus Brust- und Lendenwirbelsäule eine totale Kyphose, die einen einheitlichen Krümmungsradius
besitzt (s. aber auch Kap. 17).
Bei der Beurteilung der Beweglichkeit in der Sagittalebene sind auch
andere Parameter eingeführt: Der *Fingerspitzen-Boden-Abstand,*
(Abb. 13), bei maximaler Vorbeuge gemessen, ist vorsichtig zu inter-
pretieren. Die Endbeuge entsteht durch Mitbewegung der Hüftgelenke. Das *Schobersche Zeichen* (Abb. 14a) gibt Auskunft über die
Beweglichkeit der Lendenwirbelsäule. Man markiert eine Strecke
von 10 cm, die untere Marke liegt über S 1. Bei der Vorbeuge vergrößert sich die Distanz zwischen diesen beiden Punkten, normaler-

14

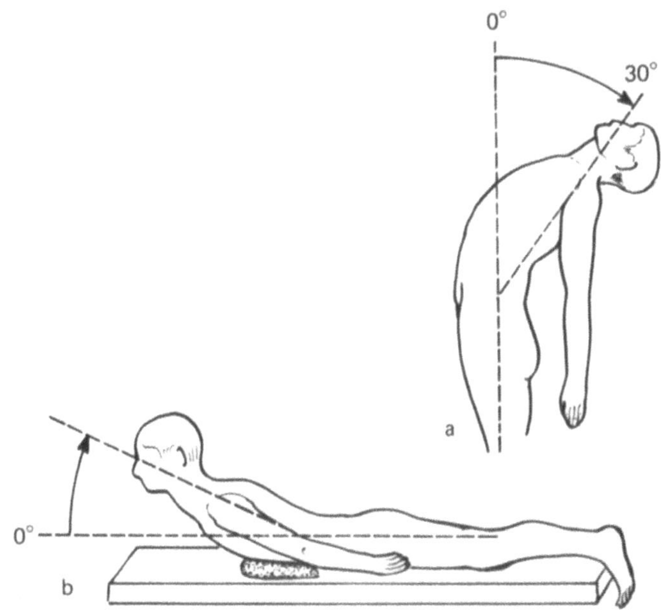

Abb. 14a u. b. Messung der Extendierbarkeit der (a) Lenden- und (b) Brustwirbelsäule

weise bis zu 5 cm. Beim *Ottschen Zeichen* (Abb. 14b) markiert man
von C 7 abwärts eine 30 cm lange Strecke. Bei der Vorbeuge nimmt
der Abstand der Markierungspunkte bis zu 8 cm zu. Schließlich ist es
üblich, auch die *Länge zwischen C 7 und S 1* zu messen. Bei der
Vorbeuge vergrößert sich diese Strecke um maximal 15 cm.
Die Seitneigung von Brust- und Lendenwirbelsäule ist beiderseits um
ca. 40 Grad möglich (Abb. 15).
Die Rotation wird sitzend auf einem Hocker geprüft, Mitbewegun-
gen des Schultergürtels sind zu vermeiden. Ausschläge um 40 Grad
liegen im Normbereich (Abb. 16).

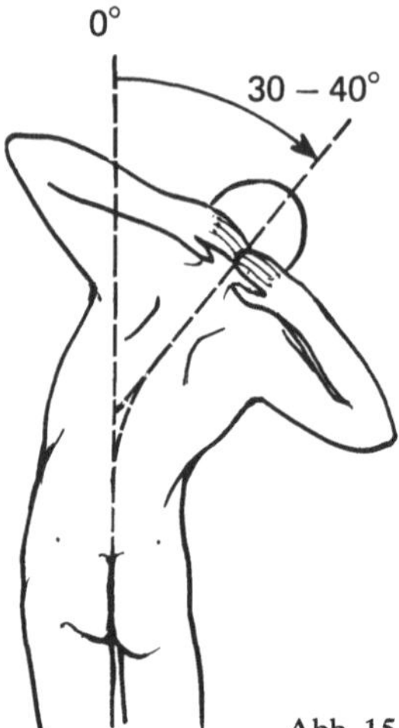

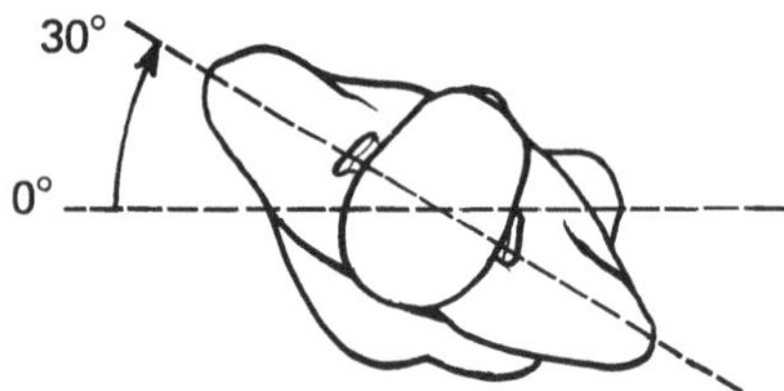

Abb. 15. Seitneigung von Brust- und Lendenwirbelsäule

Abb. 16. Rotationsbeweglichkeit von Brust- und Lendenwirbelsäule

2.5 Spezielle Untersuchungsverfahren

Verschiedene Krankheitsbilder machen schließlich spezielle Untersuchungen erforderlich.

Bei der Osteochondrosis intervertebralis mit Instabilität sind die Lockerungszeichen (nach Güntz) positiv (Abb. 17): In Bauchlage z. B. prüft man den dorsoventralen Verschiebeschmerz. Bei Druck auf die beiden Dornfortsätze, die dem gelockerten Segment zugehören, ist lebhafter Schmerz auslösbar. In Rückenlage verursacht maximale Hüftbeugung und Kniebeugung bei gleichzeitiger Kyphosierung

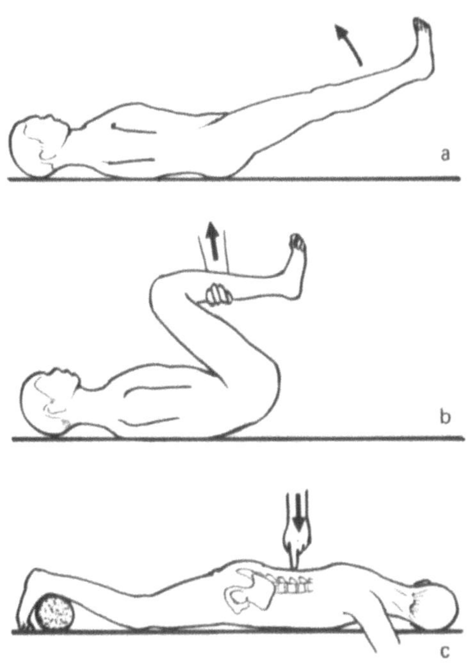

Abb. 17a–c. Lockerungszeichen nach Güntz

der Lendenwirbelsäule Schmerzen im gelockerten Segment (Becken-rückdrehschmerz), desgleichen die aktive Hüftbeugung der im Kniegelenk gestreckten Beine (untere Lockerung).
Neurologische Störungen machen Überprüfung der Sensibilität, des Tonus und der Kraft der Muskulatur und der Reflexe erforderlich. Unter Umständen ist ein Neurologe zu konsultieren.
Gelenkblockierungen können durch chiropraktische Untersuchungen diagnostiziert werden, die spezielle Kenntnisse voraussetzen (Kap. 17).
Mit dem Halte-Leistungstest nach Matthias ist die Haltungsschwäche, eine verminderte Leistungsfähigkeit der Rumpf- und Wirbelsäulenmuskulatur, zu erkennen. Ein Haltungsgesunder ist in der Lage, seine Wirbelsäule mit waagerecht nach vorn erhobenen Armen 30 Sekunden in aufgerichteter Stellung zu halten. Ein Haltungs-

17

schwacher hält diese 30 Sekunden nicht durch, beim Haltungsverfall schließlich ist die vorhandene Abweichung der Wirbelsäulenform aktiv nicht ausgleichbar.

2.6 Laboruntersuchung

Laboruntersuchungen dienen differentialdiagnostisch zur Abklärung einer degenerativen Erkrankung, eines Tumors, einer Entzündung oder einer Stoffwechselstörung. Blutsenkungsgeschwindigkeit, Blutbild, Elektrophorese, Rheumateste, Antistreptolysintiter, Phosphatasen, Harnsäure im Serum und Kalzium- und Phosphorbilanz sind die wichtigsten Untersuchungen.

2.7 Röntgenuntersuchung

Sie ist zur Komplettierung der Untersuchung erforderlich. Das Röntgenbild gibt Auskunft über die Struktur des Einzelelementes und schließlich über die Form des Gesamtaufbaus. In der Regel genügen Standardaufnahmen der einzelnen Wirbelsäulenabschnitte in zwei Ebenen (ap und seitlich), um sich ausreichenden Eindruck zu verschaffen.
Spezielle Fragestellungen bedingen spezielle Aufnahmen. Ausgeblendete Aufnahmen und Tomogramm geben Auskunft über Veränderungen an Einzelstrukturen oder umschriebenen Bezirken.
Schrägaufnahmen vermitteln ein verbessertes Bild der Bogengelenke, der Gelenkfortsätze und der Foramina intervertebralia.
Funktionsaufnahmen werden zur Beurteilung der Beweglichkeit ganzer Abschnitte, aber auch der Funktion einzelner Segmente herangezogen.
Einen Eindruck von der Gesamtstatik der Wirbelsäule erhält man durch die Ganzaufnahme.

3 Wirbelsäulenveränderungen bei den Systemerkrankungen

W. Heipertz

Die Systemerkrankungen des Skeletts sind überwiegend erblich und führen zu typischen Wirbelsäulenveränderungen. Diese sind z. T. angeboren und früh erkennbar, z. T. prägen sie sich erst während des Wachstums aus. Die wichtigsten Systemerkrankungen auf *chondraler Grundlage* sind Chondrodystrophie und Mukopolysaccharidose, auf *Gefäß-Bindegewebs-Grundlage* Osteogenesis imperfecta und Dysostosis cleidocranialis.

3.1 Chondrodystrophie

Bei der Chondrodystrophie — auch Achondroplasie genannt — ist die Knorpelwucherung in den Wachstumsfugen, die der Knochenbildung vorausgeht, beeinträchtigt; es liegt eine Störung der enchondralen Ossifikation aller Knochen vor. Daraus resultiert ein vermindertes Längenwachstum vor allem der Gliedmaßen (Abb. 18) mit dem typischen Bild des dysproportionierten Zwergwuchses; die Körperlänge beträgt meist unter 130 cm. Die perichondrale Ossifikation und damit das Dickenwachstum der Knochen, sowie die Entwicklung der bindegewebig vorgebildeten Knochen verläuft ungestört.
Im Vordergrund stehen auffällige Kürze und Plumpheit der Gliedmaßen; daneben werden folgende Wirbelsäulenveränderungen gefunden: Die Wirbel sind kleiner und niedriger, so daß der Rückenmarkskanal infolge der kurzen Bogenwurzeln verhältnismäßig eng wird. Am Übergang vom Brust- zum Lendenabschnitt können sich Keilwirbel mit gibbusartiger Verbiegung der Wirbelsäule ausbilden, und es werden Skoliosen beobachtet. Brustkyphose und Lendenlordose sind verstärkt und mit einer Kippstellung des Beckens verbun-

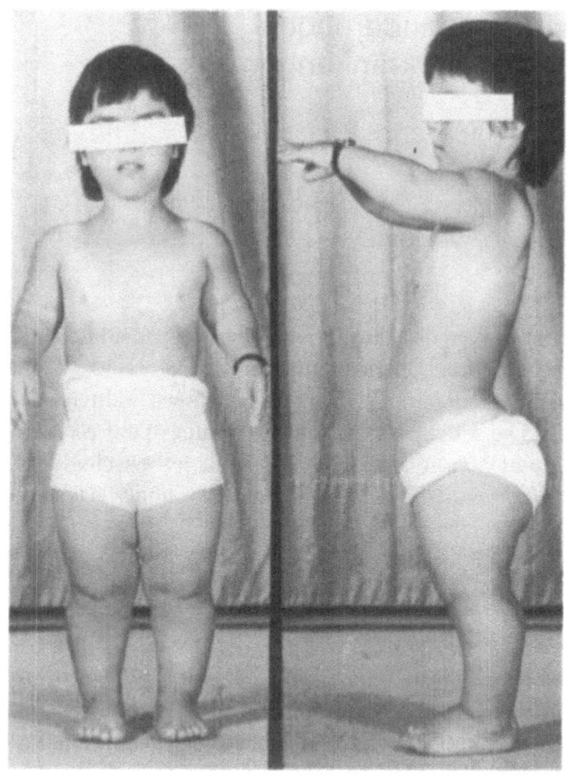

Abb. 18. Chondrodystropher Zwerg mit typischem Erscheinungsbild

den. Dadurch und durch eine Anlageschwäche des Bandscheibengewebes kommt es nicht selten zu rezidivierenden Beschwerden im Sinne eines Lumbalsyndroms.

3.2 Mukopolysaccharidosen

Bei den Mukopolysaccharidosen handelt es sich um eine erbliche Stoffwechselstörung, die mit auffälligen Skelettveränderungen einhergeht. Es werden mehrere Typen dieser Erkrankung unterschie-

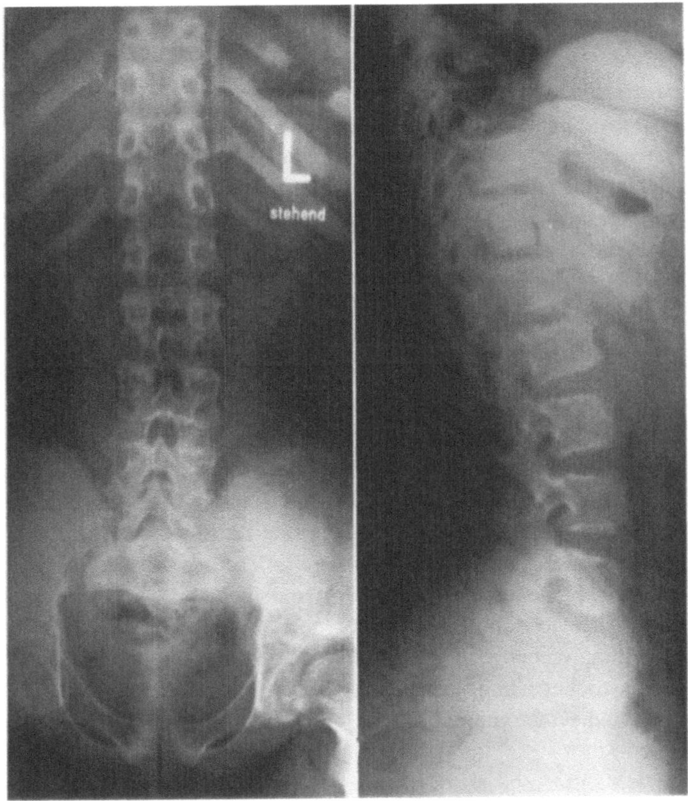

Abb. 19. Röntgenaufnahme eines 11jährigen Kindes mit enchondraler Dysostose: Verformung der Wirbelkörper, verkürzte Wirbelsäule mit Linksverbiegung und lumbo-sacraler Übergangsstörung; Formabweichung des Beckens einschließlich der Hüftgelenke

den, von denen im Hinblick auf Wirbelsäulenveränderungen M. Pfaundler-Hurler (Dysostosis multiplex) und M. Morquio-Brailsford (Dysostosis enchondralis epimetaphysaria) von Bedeutung sind. Beide führen zu dysproportioniertem Wachstum, Minderwuchs und Wirbelsäulenverkrümmungen, die mit Becken- und Brustkorbdeformitäten verbunden sind (Abb. 19).

3.2.1 Pfaundler-Hurlersche Krankheit

Bei der Dysostosis multiplex gesellen sich bei stärkerem Zwergwuchs
zu den Skelettveränderungen folgende Veränderungen am Schädel:
Hervortreten der Stirn, Sattelnase und wulstige Lippen („Wasser-
speiergesicht"). Die Hände sind plump, Fußdeformitäten häufig
(Platt- oder Klumpfuß). Die Erkrankung geht bei einem großen Teil
der Patienten mit Intelligenzstörungen einher und hat eine schlechte
Prognose bezüglich der Lebenserwartung.

3.2.2 Morquio-Brailsfordsche Erkrankung

Die Dysostosis enchondralis epimetaphysaria — auch Osteochondro-
dystrophie genannt — äußert sich vor allem in Wirbelsäulenverkrümmung und Minderwuchs, sowie infolge epiphysärer Wachstumsstö-
rungen in Gelenkveränderungen: Deformierungen, Fehlstellungen
bis zur Luxation, Kontrakturen. Das Längenwachstum der Gliedmaßen ist eingeschränkt, und frühzeitig sind arthrotische Veränderungen nachzuweisen. An der Wirbelsäule fallen abgeplattete Wirbel bei
normaler Höhe der Zwischenwirbelräume auf. Diese Erscheinungen
lassen sich ab dem 2. Lebensjahr nachweisen; das ermöglicht die
Einleitung vorbeugender Maßnahmen, die insbesondere in krankengymnastischer Übungsbehandlung bestehen. Im übrigen ist die Therapie rein symptomatisch.

3.3 Osteogenesis imperfecta

Die *Osteogenesis imperfecta* (Glasknochenkrankheit) tritt als Frühform mit rezessivem Erbgang und als Spätform mit dominantem Erbgang auf. Bei der Frühform finden sich multiple Frakturen beim
Embryo im Mutterleib, sie führt häufig zur Totgeburt; bei Lebendge-
borenen ist die Lebenserwartung gering. Die Spätform dieser erbbe-
dingten Mesenchymerkrankung wird als Osteopsathyrosis bezeichnet; sie äußert sich bereits beim Kleinkind in Knochenbrüchigkeit.
Es liegt eine Minderwertigkeit des Bindegewebes vor; sie äußert sich
auch darin, daß die Skleren der Augen nicht weiß, sondern bläulich
scheinen. Die periostale Ossifikation, also die Knochenbildung im

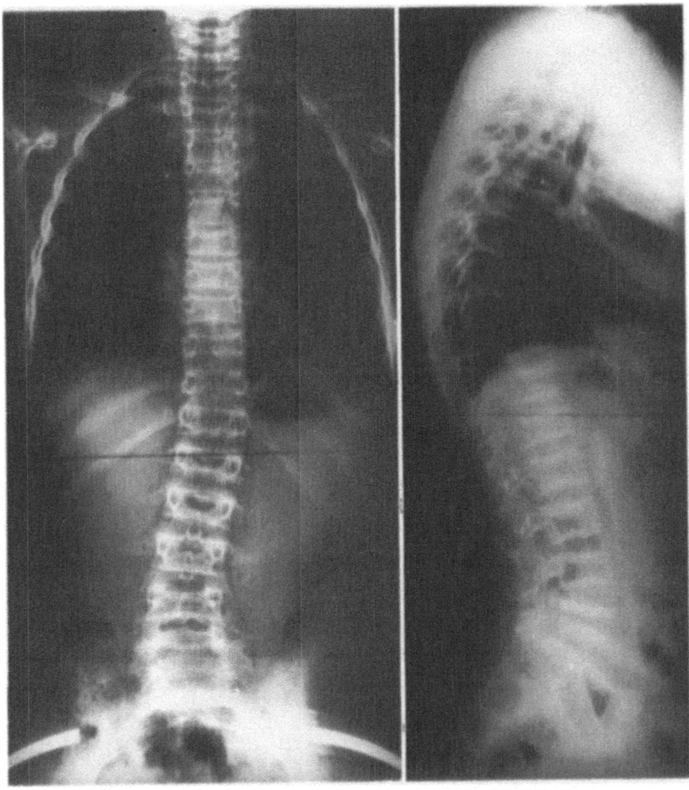

Abb. 20. Röntgenaufnahme der Wirbelsäule eines 12jährigen Mädchens mit Osteogenesis imperfecta: Anomale Wirbelkörperform, Skoliose und verstärkte Brustkyphose

Bereich der Diaphysen, ist mangelhaft; dagegen ist das Längenwachstum der Röhrenknochen nicht eingeschränkt. So entstehen lange, dünne Knochen, die außerordentlich leicht brechen und (bei guter Heilungstendenz) häufig Fehlstellungen aufweisen. An der Wirbelsäule kommt es neben Wirbelkörperbrüchen auch zu Fisch- und Flachwirbelbildungen mit Ausprägung einer Kyphoskoliose (Abb. 20). Das Leiden ist durch Behandlung nicht zu beeinflussen; die Neigung zu Frakturen nimmt während der Pubertät ab. Die Therapie

besteht in korrekter Frakturbehandlung, auch Korrekturosteotomien. Neben krankengymnastischer Behandlung kommt Apparat-
versorgung – zur Frakturprophylaxe und/oder zum Ausgleich von
Verkürzungen – in Betracht (s. 3.7).

3.4 Dysostosis cleidocranialis

Die *Dysostosis cleidocranialis* stellt eine seltenere auf Keimfehlern
beruhende Verknöcherungsstörung dar. Hier ist die Ossifikation der
Belegknochen gestört – jener Knochen, die bindegewebig angelegt
sind und durch Metaplasie des Bindegewebes entstehen. Besonders
auffällig ist die Entwicklungsstörung der Schulterblätter und das teilweise oder völlige Fehlen der Schlüsselbeine; dadurch ist der Schultergürtel abnorm beweglich.
Daneben werden Thoraxdeformitäten, vor allem Trichterbrust, und
Wirbelsäulenmißbildungen (Skoliose, Spina bifida) beobachtet; diese können mit Lähmungen einhergehen. Der Kleinwuchs ist häufig
mit einem „Kurzhals" und mit entsprechenden Bewegungseinschränkungen der Halswirbelsäule verbunden. Intelligenzdefekte
kommen vor.

3.5 Arachnodaktylie

Die *Arachnodaktylie* (Marfan-Syndrom) gehört ebenfalls zu den erb-
lichen Mesenchymstörungen. Ihr auffälligstes Merkmal ist die Spin-
nenfingrigkeit, zu der sich weitere Störungen der Harmonie körperlicher Entwicklung gesellen: Überlänge des Körpers bei grazilem Körperbau, sowie Überlänge von Fingern und Zehen, Hypotonie der
Muskulatur, Bandlockerung der Gelenke mit Überstreckbarkeit bis
zu Schlottergelenk und habitueller Luxation.
Es werden Wirbelsäulenverkrümmungen und Brustkorbverformun-
gen beobachtet. Die Veränderungen an den Wirbelkörpern ähneln
den Deckplattenstörungen bei der juvenilen Kyphose (M. Scheuermann).

24

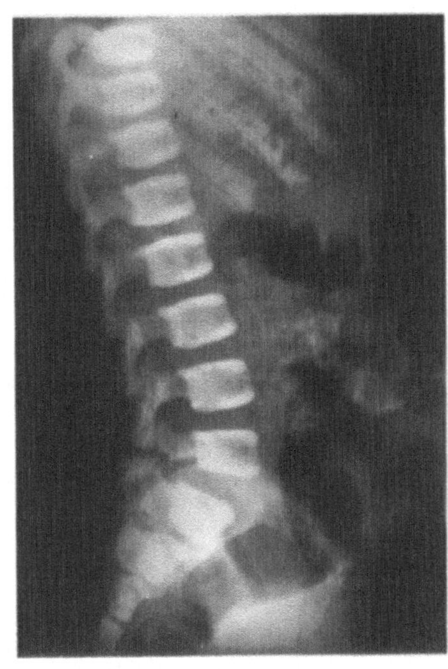

Abb. 21. Marmorkrankheit (M. Albers-Schönberg); seitliche Röntgenaufnahme der Wirbelsäule eines 15jährigen Mädchens zeigt ausgeprägte Osteosklerose (s. auch Kap. 16)

3.6 Marmorknochenkrankheit

Die *Marmorknochenkrankheit* (Albers-Schönbergsche Erkrankung) beruht auf einer verminderten Tätigkeit der Osteoklasten, der für den Knochenabbau zuständigen Zellen; sie verläuft schubweise und führt zu ausgedehnten Kalkverdichtungen des Skeletts einschließlich der Wirbelsäule (Abb. 21). Osteoblasten füllen den Markraum der Knochen mit ungeordneter Knochensubstanz; dadurch vermag sich der kompakt wirkende Knochen den Belastungsänderungen nur schlecht anzupassen. Daraus erklären sich Spontanfrakturen mit schlechter Heilungstendenz.

3.7 Therapie der endogenen Wirbelsäulenveränderungen

Die bei den genannten Systemerkrankungen zu beobachtenden Wirbelsäulenveränderungen lassen sich nicht ursächlich, sondern nur in ihren Auswirkungen behandeln. Die Therapie der Skoliose bei Chondrodystrophie, Dysostose oder Arachnodaktylie entspricht der Skoliosebehandlung (Kap. 9). Zusätzliche Behandlungsmaßnahmen und orthopädisch-technische Versorgung können bei starker Ausprägung einer Dysostosis cleidocranialis angebracht sein; hier gibt man eine Schulterbandage für den wegen knöcherner und muskulärer Defekte lockeren Schultergürtel. Im Hinblick auf vorbeugende und frühe Maßnahmen gegen die Skoliose ist eine Früherkennung der Systemerkrankungen besonders wichtig! In der Versorgung von Frakturen bei Osteogenesis imperfecta und Osteopsathyrosis sind die anerkannten Grundsätze der Frakturbehandlung zu berücksichtigen. Bei in Fehlstellung verheilten Gliedmaßenfrakturen können Korrekturosteotomien und − auch zur Vorbeugung − Stabilisierungen durch Implantate oder mit Apparaten angebracht sein; auch Korsettversorgung kommt in Betracht.

4 Aseptische Nekrosen der Wirbelsäule

W. Heipertz

Die aseptischen Nekrosen der Wirbelsäule werden auch unter dem Begriff „juvenile Osteochondrosen" miterfaßt. Neben den typischen *Plattwirbeln* (Vertebra plana Calvé bzw. Kümmel-Verneuilsche Erkrankung) werden *aseptische Osteonekrosen* der Wirbeldornfortsätze beobachtet. Es gehören aber auch die Störungen an den Grund- und Deckplatten der Wirbelkörper bei der *juvenilen Kyphose* (M. Scheuermann) hierher, die im Kap. 8 besprochen werden.

4.1 Vertebra plana

Die *Vertebra plana* (Abb. 22) beruht auf Verknöcherungsstörungen eines oder mehrerer Wirbel, die sich dadurch stark abflachen und verdichten. Neben Nekrosen des Knochenkerns werden Traumen (subchondrale Frakturen) verantwortlich gemacht; sie sind auch eher Folge eines eosinophilen Granuloms und haben eine gute Prognose. Betroffen sind Kinder im Alter bis zu 12 Jahren, die nicht selten auch Haltungsschwäche aufweisen; sie klagen über Rücken-, manchmal auch Bauchschmerzen, die unter Schonung nachlassen. Durch die Formveränderung der Wirbelkörper kommt es zu verstärkter Kyphose bis zur Bildung eines Buckels; entzündliche Veränderungen müssen ausgeschlossen werden.
Differentialdiagnostisch ist die Gauchersche Erkrankung (M. Gaucher) von Bedeutung, bei der es ebenfalls zu Zusammenbrüchen von Wirbelkörpern kommen kann. Bei der Gaucherschen Krankheit werden Lipoideinlagerungen (Kerasin-Infiltrationen) im Gewebe beobachtet. Der Wirbelsäulenbefund tritt gegenüber den dadurch bedingten Hüftgelenksveränderungen zurück.

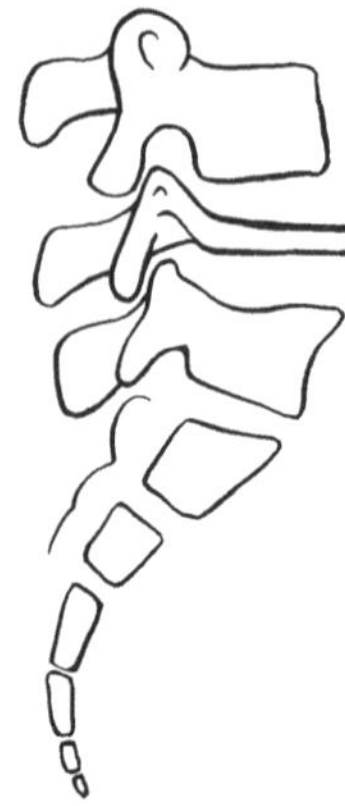

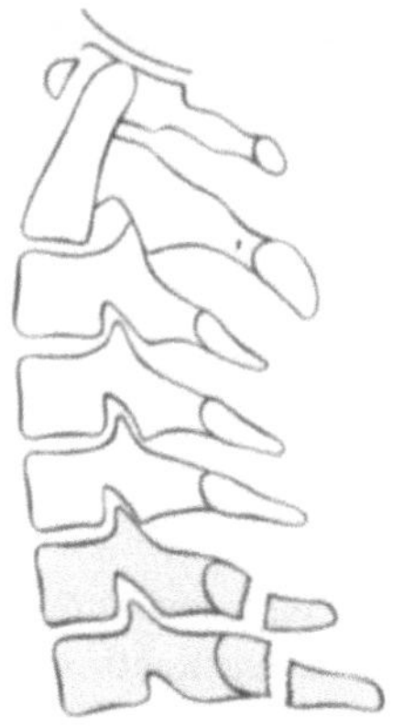

Abb. 22. Vertebra plana (Zeichnung nach Röntgenaufnahme): Abgeflachter und verdichteter Lendenwirbelkörper

Abb. 23. Schleichende Frakturen des 6. und 7. Halswirbeldornfortsatzes („Schipper-Krankheit")

Bei der Vertebra plana sind neben vorübergehender Schonung prophylaktische und therapeutische krankengymnastische Behandlungsmaßnahmen gegen die Entstehung einer Kyphose angezeigt. Sie sind ggf. durch regelmäßige Bauchlagerung, vorübergehende oder nächtliche Lagerung im reklinierenden Gipsbett, bei stärkerer Ausprägung auch durch Korsettversorgung zu unterstützen (s. im übrigen Kap. 8).

4.2 „Schipper"-Krankheit

Die *„Schipper"-Krankheit* stellt eine schleichende Fraktur des 7. oder 6. Halswirbeldornfortsatzes dar als Folge aseptischer Knochennekrosen im Bereich der Wirbeldornfortsätze (Abb. 23). Sie werden durch Überlastung der Dornfortsätze im unteren Halswirbelsäulenabschnitt hervorgerufen — beispielsweise durch anhaltend starken Zug bei ungewohnter Arbeit. Es entstehen Zonen mit nekrobiotischen Umbauvorgängen, die zur Fraktur führen.

Nekrosen und schleichende Frakturen der Dornfortsätze bedürfen keiner gezielten Behandlungsmaßnahmen, sondern lediglich der Schonung von einigen Wochen bis zu wenigen Monaten.

5 Fehlbildungen der Wirbelsäule

W. Heipertz

Die Häufigkeit von Wirbelsäulenfehlbildungen erklärt sich aus der komplizierten Entwicklung des Achsenorganes. Das primitive Stützorgan, die sog. *Chorda dorsalis,* muß durch ein tragfähiges Gebilde ersetzt werden, das gleichzeitig aber auch eine ausreichende Beweglichkeit garantiert. So muß die Chorda dorsalis in kleine Abschnitte gegliedert werden. Diese Gliederteile sind die Wirbel, die zuerst in Knorpel aufgeführt werden. Die Wirbelanlagen umfließen gewissermaßen die Chorda, aber auch das Rückenmark. Diese beiden Organe besitzen einen induzierenden Einfluß auf die Entwicklung. Späterhin verschwindet die Chorda im Wirbel völlig, nur in der Zwischenwirbelscheibe bleibt sie als Rest erhalten (Abb. 24). Das

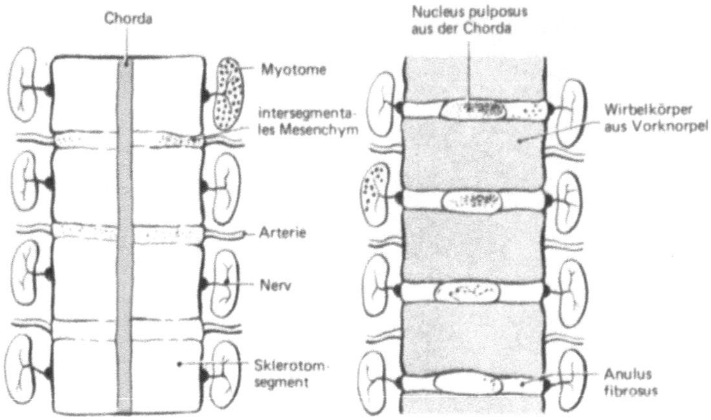

Abb. 24. Differenzierung der Chorda dorsalis (Zeichnung nach einer Skizze von Lagmann)

Rückenmark wird durch einen Bogen umschlossen. Neben Abweichungen der Form sind solche der Zahl der Wirbelkörper (numerische Varianten) häufig, und es wird zwischen Assimilationsstörungen und Entwicklungsstörungen unterschieden.

5.1 Assimilationsstörungen

Assimilationsstörungen finden sich an den Übergängen der einzelnen Wirbelsäulenabschnitte in Form einer kaudalen oder kranialen Verschiebung — am häufigsten im Lumbosakralbereich. Sie sind in der Mehrzahl ohne Krankheitswert, können jedoch zu Wirbelsäulenbeschwerden disponieren. Der Grenzwirbel nimmt jeweils die Eigentümlichkeiten der benachbarten Gruppe an.

5.1.1 Atlasassimilation

Die *Atlasassimilation* stellt eine Verschiebung des Überganges in Atlas-Axis-Bereich dar. Dabei gliedert sich der Atlas an den Schädel an; das ist meist symptomlos, kann aber auch mit erheblichen neurologischen Symptomen verbunden sein.

5.1.2 Halsrippen

Halsrippen kommen recht häufig — in etwa 1% — vor; es handelt sich um rudimentäre Rippen am 6. oder 7. Halswirbel (Abb. 25). Sie

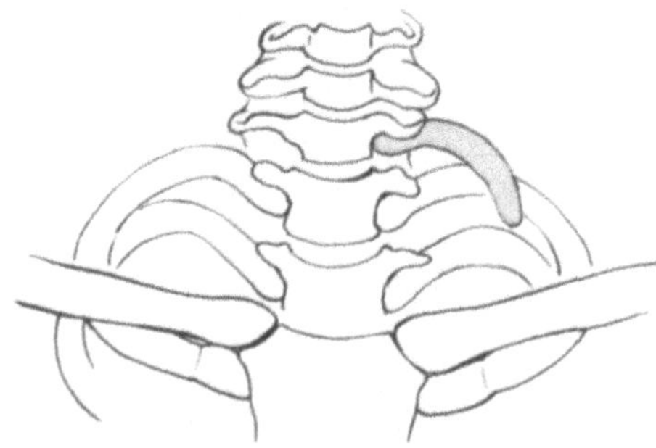

Abb. 25. „Halsrippe" als Beispiel einer Assimilationsstörung im Bereich der Wirbelsäule

können als verbreiteter Querfortsatz, als „stumme Rippe" oder als vollständige Rippe unter gelenkiger Verbindung mit dem Brustbein ausgebildet sein.

Durch Überschneidung der Halsrippe mit dem Vorderrand des Skalenusmuskels werden u. U. heftige Schmerzen mit nächtlicher Verstärkung verursacht, die in das Gebiet des N. ulnaris ausstrahlen. Die Beschwerden erklären sich daraus, daß Armplexus und A. subclavia über die Halsrippe hinwegziehen; diese übt Druck auf das Gefäßnervenbündel aus.

Als Therapie kommt die Resektion der Halsrippe in Frage.

5.1.3 Skalenussyndrom

Das *Skalenussyndrom* verursacht ein ähnliches Beschwerdebild; infolge von Ansatzveränderungen und Verspannungen der Muskulatur ist die Skalenuslücke eingeengt. Es können Blutumlaufstörungen mit Zyanose und Oedem im Bereiche des Armes auftreten.

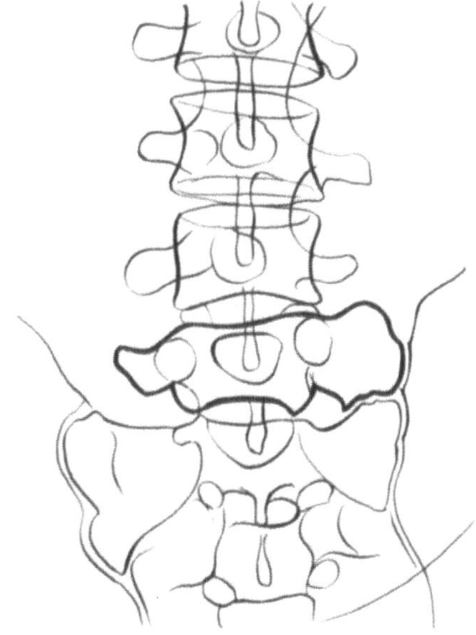

Abb. 26. Asymmetrischer Übergangswirbel: Assimilationsstörung des 5. Lendenwirbels, dessen linker Querfortsatz mit Kreuz- und Darmbein artikuliert

Therapeutisch ist die Erweiterung der Skalenuslücke durch Einkerbung der Muskulatur angezeigt.

5.1.4 Übergangswirbel

Unter den *Übergangswirbeln* haben die dorsolumbalen keine klinische Bedeutung; entweder werden 11 Brust- und 6 Lendenwirbel oder (seltener) 13 Brust- und 4 Lendenwirbel angetroffen.

Am *lumbosakralen Übergang* finden sich die wichtigsten und häufigsten Assimilationsstörungen, die gelegentlich mit örtlichen Beschwerden und auch mit Nervenwurzelreizungen einhergehen. Die Bildung eines Übergangswirbels kann doppel- oder einseitig erfolgen (Abb. 26). Normalerweise ist der 25. Wirbel der 1. Kreuzbeinwirbel; bei der *Lumbalisation* ist er jedoch als Lendenwirbel ausgebil-

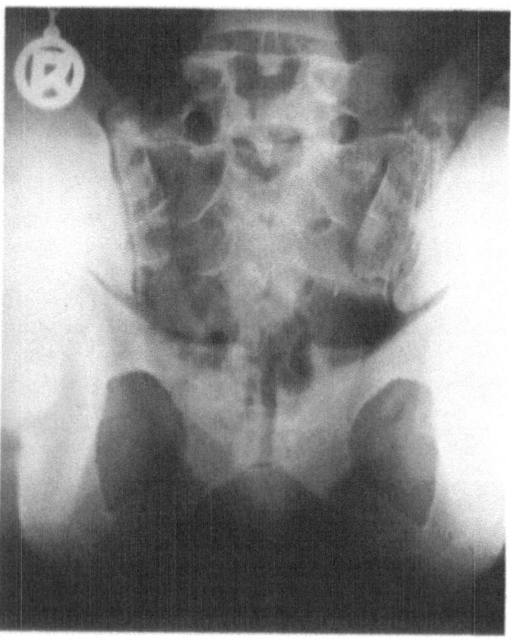

Abb. 27. Röntgenaufnahme des Kreuzbeins einer 27jährigen Frau: Sakralisation des 5. Lendenwirbels mit breiter Gelenkverbindung

det. Umgekehrt ist der 5. Lendenwirbel bei der *Sakralisation* vollkommen oder teilweise in das Kreuzbein einbezogen (Abb. 27).

Die Übergangswirbelbildung kann von Entwicklungsstörungen begleitet werden und ein Krankheitspotential darstellen (Osteochondrose, Skoliose).

5.2 Entwicklungsstörungen

Entwicklungsstörungen der Wirbelsäule sind vielfältig; sie reichen von harmlosen Formabweichungen mit Eindellung der Wirbelkörperabschlußplatten bis zu schweren Mißbildungen, die mit neurologischen Ausfällen einhergehen. Häufig ist nur eine fehlerhafte Anlage vorgegeben, die eine Krankheitsbereitschaft darstellt.

5.2.1 Spondylolysis

Spondylolysis und Spondylolisthesis (Abb. 28 a–c) beruhen auf einer Dysplasie des Wirbelbogens im Knochen; der Knochen weist im Bereich der Bogenwurzeln (Interartikularportion) eine einseitige oder beidseitige Unterbrechung auf. Diese läßt sich bei adäquatem Trauma oder chronischer Traumatisierung auch auf äußere Einflüsse zurückführen, im Sinne einer Frakturfolge oder einer schleichenden Fraktur.

Auf dem Boden der angeborenen Spondylolyse entwickelt sich der Gleitprozeß in der Kindheit oder Jugend, wohl unter Einfluß der Belastung dieses Wirbelsäulenabschnittes durch den aufrechten Gang. Aufgrund neuerer Untersuchungen an jugendlichen Leistungssportlern (Turnerinnen, Turmspringer) wird auch äußeren Einflüssen bei der Entstehung von Spondylolysen mehr Bedeutung beigemessen. Man macht chronische Traumatisierungen des Lendenwirbelsäulen-/Kreuzbein-Überganges durch die diesen Disziplinen eigenen, ständig wiederholten Hyperlordosierungen dafür verantwortlich.

Der Wirbelkörper gleitet mit Bogenwurzeln und oberen Gelenkfortsätzen, sowie mit der gesamten darüberliegenden Wirbelsäule nach vorn.

Der Pseudospondylolisthesis liegt keine Spondylolyse zugrunde; sie ist Folge degenerativer Veränderungen im Zwischenwirbelgewebe

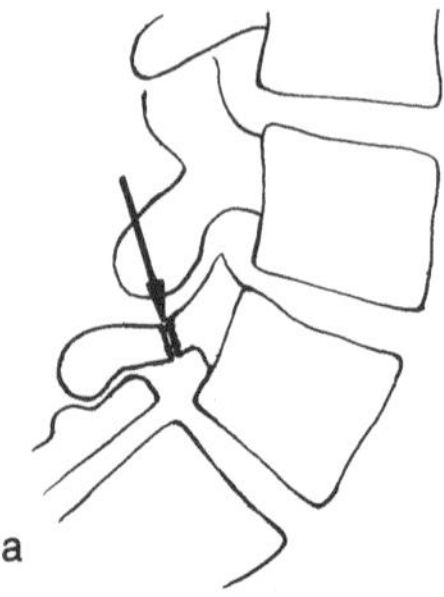
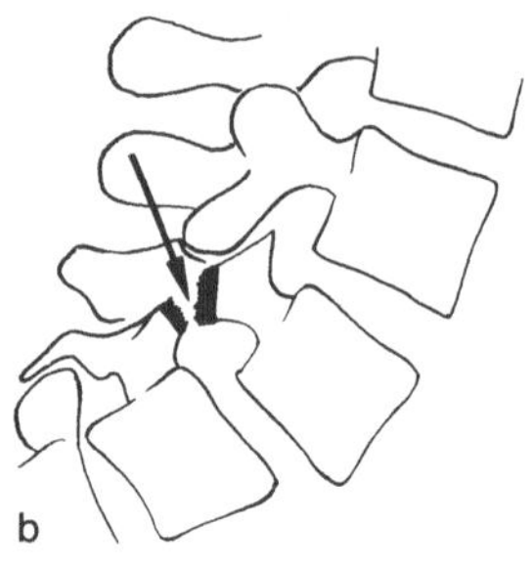
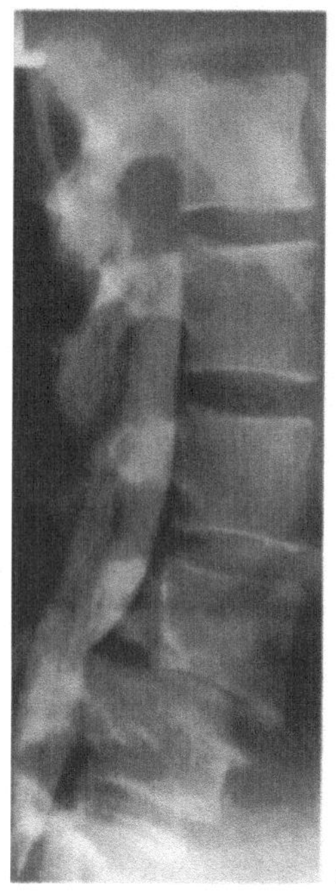

Abb. 28. a Spondylolyse = Unterbrechung
der Interarticularportion im Bogen des
5. Lendenwirbels ohne Verlagerung;
b Spondylolisthese mit Vorverlagerung des
4. Lendenwirbelkörpers gegenüber dem
5. um 1/4 Wirbelkörperbreite; c Myelographie bei Spondylolisthesis. L 4/L 5 zeigt
Einengung des Duralraumes durch den
Gleitvorgang

(Osteochondrose) und in den Wirbelbogengelenken (Spondylarthrose) mit Gelenkspaltverschmälerung durch Knorpelverlust.
Eine seltene Ursache des Wirbelgleitens stellen angeborene Fehlbildungen der Gelenkfortsätze dar, die die Vorverlagerung eines Wirbelkörpers gegenüber dem darunterliegenden gestatten.

Die geschilderten Gleitprozesse finden sich am häufigsten im unteren Lendenabschnitt bzw. am Übergang von der Lendenwirbelsäule zum Kreuzbein.

Spondylolysis und Spondylolisthesis führen nicht immer zu Beschwerden; diese treten oft erst in höherem Lebensalter im Zusammenhang mit dem Entstehen einer muskulären Insuffizienz auf. Im Vordergrund stehen dann Klagen über Müdigkeit bei längerem Aufsein und über ein Gefühl der Steifigkeit sowie über Schmerzen bei ununterbrochenem Sitzen oder beim Wechsel der Körperhaltung.

Die klinische Untersuchung erweckt beim Wirbelgleiten den Eindruck einer verstärkten Lendenlordose, obwohl das Kreuzbein steilzustehen pflegt. Die lumbodorsale Rinne liegt wegen des nach vorn gerichteten Gleitprozesses tiefer, und es läßt sich in der Dornfortsatzreihe eine entsprechende Stufe tasten, in derem Bereich Klopf- und Druckschmerz angegeben wird. Bei starker Verschiebung, die bei Frauen sogar ein Geburtshindernis darstellen kann, resultiert eine Rumpfverkürzung. Der Gleitprozeß kann zur Entwicklung einer Stützkonsole am Kreuzbein oder am kaudalen Wirbelkörper

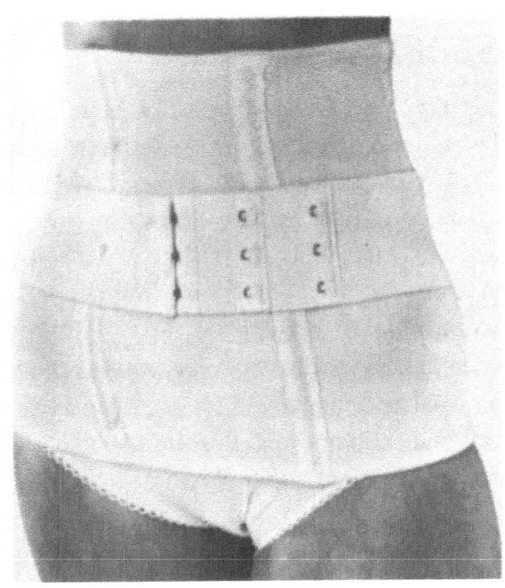

Abb. 29. Leichtes elastisches Mieder zur Unterstützung der Physiotherapie bei LWS-Beschwerden („Niba-Gürtel-spezial")

führen. Bei fortgeschrittenen Stadien kommt es zu neurologischen Ausfällen.

Differentialdiagnostisch ist die spinale Stynose (Claudicatio spinalis) zu erwähnen — ein Syndrom mit Schmerzen beim Stehen und Gehen in der Glutearregion und in einem oder beiden Beinen. Es wird auf eine Beeinträchtigung der Nerven und ihrer Blutgefäße und auf anlage- und verschleißbedingte Einengungen des Spinalkanals zurückgeführt. Myelographie und Computertomographie decken derartige Raumeinengungen auf und führen sie der Behandlung — gegebenenfalls mit Wirbelbogenteilresektion — zu.

Den vielfältigen Beschwerden des Wirbelgleitens wird durch Schaffung eines „Muskelkorsetts" mit isometrischem Muskeltraining — gegebenenfalls unterstützt durch ein elastisches Mieder (Abb. 29) — oder mit abstützenden Hilfsmitteln, wie dem Hohmann-Mieder, entgegengewirkt. Bei hartnäckigen Beschwerden wird operativ vorgegangen und eine Spondylodese (Abb. 75) durchgeführt. Bei neurologischen Ausfällen infolge gleichzeitigen Vorliegens eines Bandscheibenvorfalles ist die Versteifungsoperation des betroffenen Wirbelsäulenabschnittes mit der Ausräumung der Zwischenwirbelscheibe zu verbinden.

5.2.2 Os odontoideum

Das *Os odontoideum* stellt eine seltenere und weniger bedeutsame Anomalie dar; es kann sich dadurch ausbilden, daß die physiologischen Verschmelzungen im obersten Halsabschnitt und damit die Verbindung des Dens mit dem Epistropheus (2. Wirbelkörper) unterbleibt. Der Atlas (1. Wirbelkörper) besteht nämlich — im Gegensatz zum Aufbau aller übrigen Wirbel – nur aus einem vorderen und einem hinteren Bogen.

Auch akzessorische Apophysen an Gelenk- und Dornfortsätzen, sowie Spaltbildungen sind im obersten Halsabschnitt beobachtet worden; sie können als Frakturen oder Frakturfolgen fehlgedeutet werden.

5.2.3 Spaltbildungen im unteren Lendenabschnitt

Die verhältnismäßig häufigen *Spaltbildungen im unteren Lendenabschnitt* sind unterschiedlich zu bewerten; sie gehen oft mit abnormer

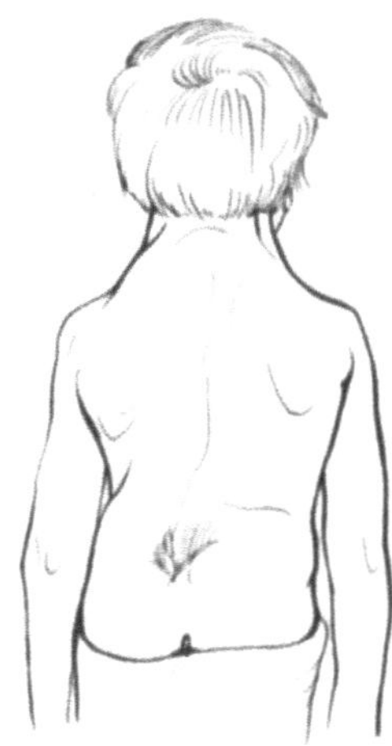

Abb. 30. Abnorme Behaarung über dem Lendenwirbelsäulen-Kreuzbein-übergang bei Spina bifida, verbunden mit Mißbildungsskoliose bei 11jährigem Kind

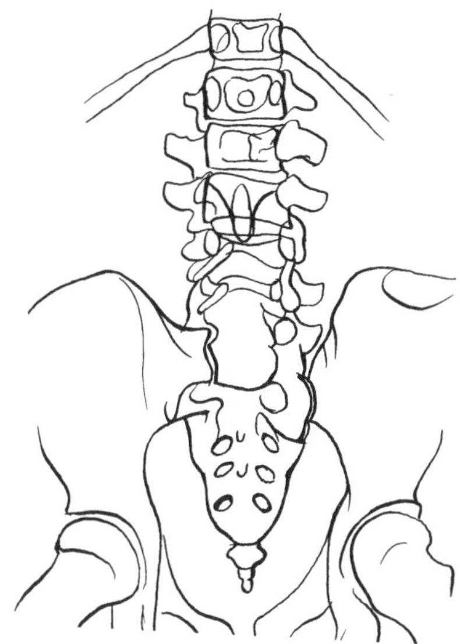

Abb. 31. Wirbelmißbildungen: Fehlender Bogenschluß und breite Spaltbildung im Bereich der unteren Lendenwirbelsäule und des lumbosakralen Überganges

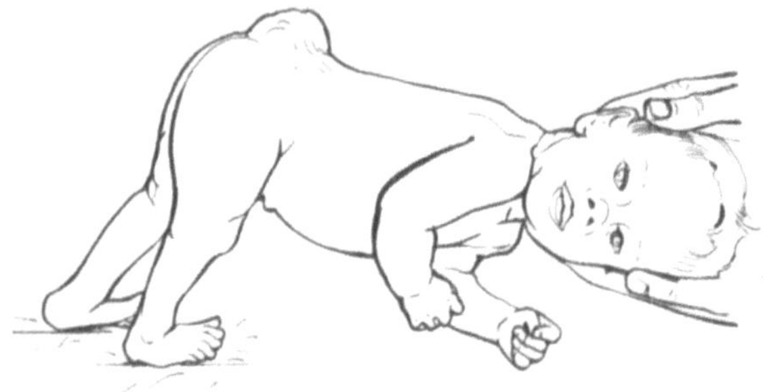

Abb. 32. Kind mit Myelomeningozele: Beinlähmung mit Gehunfähigkeit und Fußdeformität beiderseits

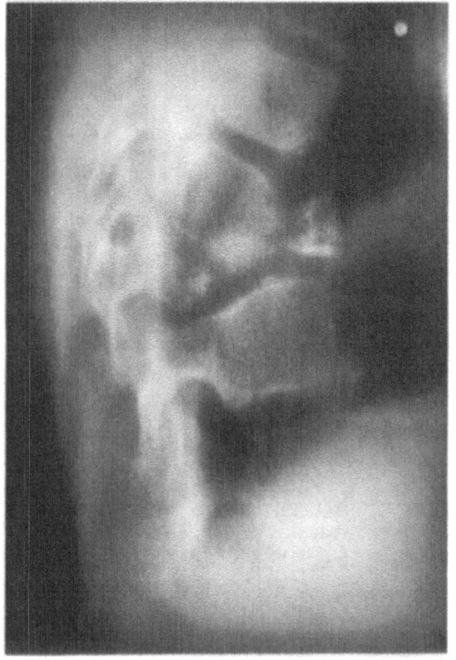

Abb. 33. Frontale Wirbelkörperspalte (Röntgenaufnahme eines 13jährigen Jungen)

Behaarung über der betroffenen Region einher (Abb. 30). Es kann sich dabei um bedeutungslose Nebenbefunde handeln; die gelegentlich geklagten Kreuzschmerzen werden überwiegend nicht durch den unterbliebenen Bogenschluß (*Spina bifida*), sondern durch gleichzeitige Lage- und Formveränderungen der Wirbelgelenke erklärt.
In manchen Fällen aber sind die Spaltbildungen ausgedehnt und mit Mißbildungen des Rückenmarks und seiner Häute verbunden (Abb. 31). Diese als *Meningozele* oder bei Rückenmarksbeteiligung als *Myelomeningozele* bezeichneten Zustände gehen mit Lähmungen

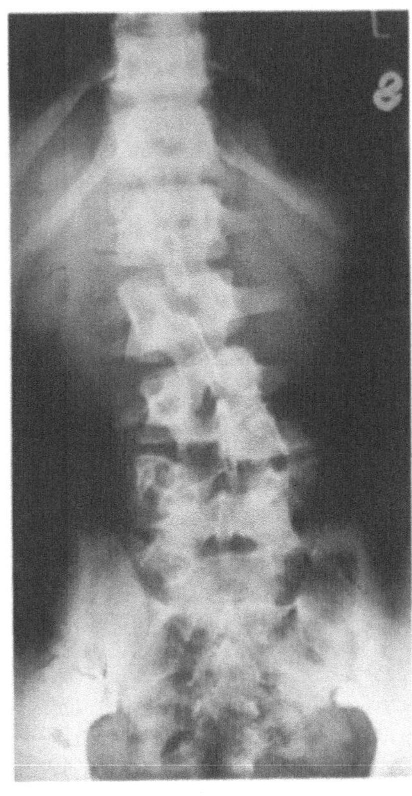

Abb. 34. Sagittale Spalte mit Bildung asymmetrischer Keilwirbel (Röntgenaufnahme eines 16jährigen Jungen)

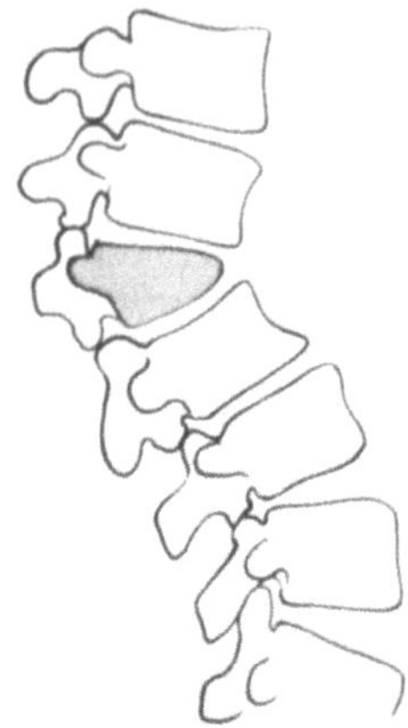

Abb. 35. Angeborener Keilwirbel mit kurzbogiger Kyphose der Wirbelsäule am dorso-lumbalen Übergang (nach der Röntgenaufnahme eines 60jährigen Patienten)

einher. In ausgeprägten Fällen finden sich neben Blasen- und Mastdarmlähmung Lähmungen der unteren Extremitäten mit dadurch bedingten Kontrakturen (Abb. 32).

Die *frontalen und sagittalen Spalten* (Abb. 33 u. 34) der Wirbelkörper werden ebenfalls auf Entwicklungsstörungen, und zwar auf fehlerhaften Verlauf der Chorda dorsalis oder auf mangelhafte Bildung von Chordasegmenten, zurückgeführt. Es kommt zu Keil- und Halbwirbeln, die mit entsprechenden Abknickungen der Wirbelsäule — beim hinteren Keilwirbel z. B. mit einem spitzwinkligen Gibbus — einhergehen (Abb. 35), der jedoch nicht so stark ausgeprägt ist wie der bei der Wirbeltuberkulose entstandene (s. Abb. 82, Kap. 14).

5.2.4 Blockwirbel

Blockwirbel beruhen auf einer Faseraplasie der Bandscheibe(n); sie können vollständig oder unvollständig sein und, ähnlich wie die Keilwirbel, diagnostische Schwierigkeiten machen. Auch bei ihnen ist jedoch die Achsenknickung der Wirbelsäule in der Regel nicht so hochgradig wie die durch Spondylitis hervorgerufene, und die Knochenstruktur des kongenitalen Blockwirbels ist gleichmäßiger als die

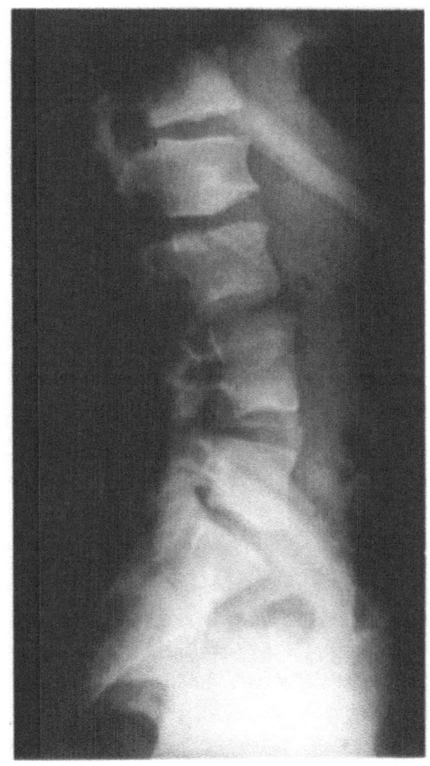

Abb. 36. Angeborener Blockwirbel L 3/L 4 (Röntgenaufnahme eines 16jäh-
rigen Jungen); die Wirbelkörper am lumbo-dorsalen Übergang zeigen hoch-
gradige juvenile Aufbaustörungen

des Wirbels nach Spondylitis-Tbc (s. Kap. 14). Meistens sind beim
angeborenen Blockwirbel zwei Wirbel zu einem Block zusammenge-
schlossen (Abb. 36).

5.2.5 Klippel-Feil-Syndrom

Beim *Klippel-Feil-Syndrom* liegt eine Blockbildung mehrerer Wirbelkörper im Hals- oder Brustabschnitt vor; die Anomalie wird auch
als Kurzhals bezeichnet, weil die Halswirbelsäule dadurch so stark

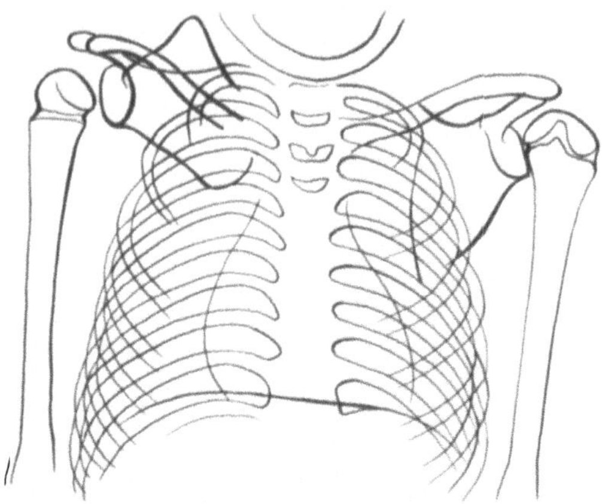

Abb. 37. Deformität und Hochstand des rechten Schulterblattes, Kurzhals bei Klippel-Feil-Syndrom (nach der Röntgenaufnahme eines jugendlichen Patienten)

verkürzt ist, daß der Hals im klinischen Bild zu fehlen scheint. Die Haargrenze verläuft tief, und es ziehen vom Kopf zur Brust Weichteilstränge, die das Halsrelief verbreitern. Dazu kommen Schulterblattdeformität und -hochstand (Abb. 37). Nicht selten finden sich neurologische Ausfälle, gelegentlich auch innersekretorische Störungen. Diese angeborene Wirbelmißbildung geht manchmal mit anderen Skelettmißbildungen einher. Die Behandlung kann nur die Besserung einzelner Symptome, beispielsweise des Schulterhochstandes, zum Ziel haben.

5.2.6 Schiefhals

Auch für den *ossären Schiefhals* sind Wirbelmißbildungen verantwortlich zu machen; er ist einer Therapie nur begrenzt zugänglich. Demgegenüber kann der weit häufigere *muskuläre Schiefhals* (Caput obstipum) (Abb. 38), der auf meist einseitiger strangartiger, auch narbiger Verkürzung des M. sternocleidomastoideus beruht, durch den kleinen Eingriff der Muskeldurchtrennung geheilt werden. Die Verkürzung des Kopfnickermuskels wird auf Anlage oder auf äußere Einflüsse, wie Zwangshaltung in der Gebärmutter oder Ver-

42

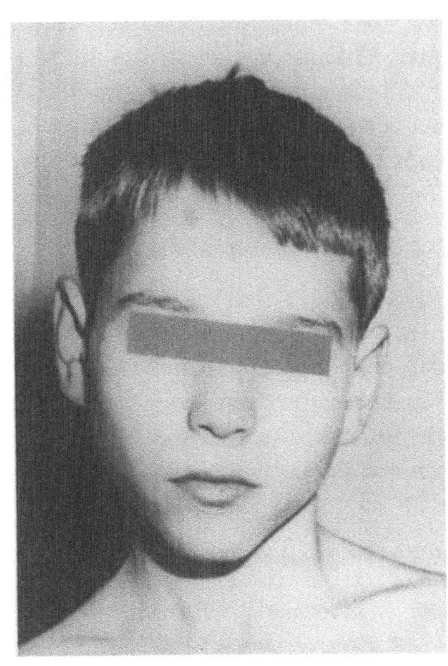

Abb. 38. Muskulärer Schiefhals links mit Kopfneigung zur betroffenen Seite und Kopfdrehung zur gesunden Seite

letzung des Muskels unter der Geburt (durch Zerrung, Ischämie, auch Zangendruck) zurückgeführt. Der verkürzte Muskel spannt sich beim Aufrichten des Kopfes oder beim Neigen zur gesunden Seite stark an; allmählich kommt es zu Schädelasymmetrie und Skoliose nicht nur im Hals-, sondern auch im Brustabschnitt der Wirbelsäule. Die konservative Behandlung besteht in korrigierender Lagerung und krankengymnastischen Übungen, die auch bei operativem Vorgehen — Durchtrennung des Ansatzes des M. sternocleidomastoideus — postoperativ unerläßlich sind.

5.2.7 Hemmungsmißbildung

Als *Hemmungsmißbildung* kommen angeborene Muskeldefekte im Hals- und Thoraxbereich vor, die bis zum völligen Fehlen eines Muskels reichen und erhebliche Funktionsausfälle verursachen. Sie müssen von Lähmungen abgegrenzt werden und bedürfen in erster Linie einer Übungsbehandlung, um durch Schulung von Muskeln gleicher und ähnlicher Funktion den Ausfall zu kompensieren. Ein angeborener einseitiger Muskeldefekt des M. pectoralis kann Brustkorbdeformierung herbeiführen.

5.2.8 Rippendeformitäten

Rippendeformitäten werden als Gabelung von Rippen, sowie angeborene Synostosen, aber auch in Verbindung mit Wirbelkörpermißbildungen beobachtet. Überzählige Rippen gibt es bei Kranial- und Kaudalverschiebung, sowie bei Halbwirbeln (s. vorn); sie sind nur bei ausgeprägten Befunden in Verbindung mit Wirbelsäulendeformitäten von Bedeutung.

5.2.9 Trichterbrust

Die angeborene *Trichterbrust (Pectus excavatum)* und die *Hühnerbrust (Pectus carinatum)* sind verbreitete Brustkorbdeformitäten (Abb. 39).
Die *Trichterbrust,* auch Schusterbrust genannt, tritt familiär gehäuft auf; sie ist durch eine bogenförmige und gegen die Wirbelsäule gerichtete oft tiefreichende Einziehung des unteren Brustbeines und

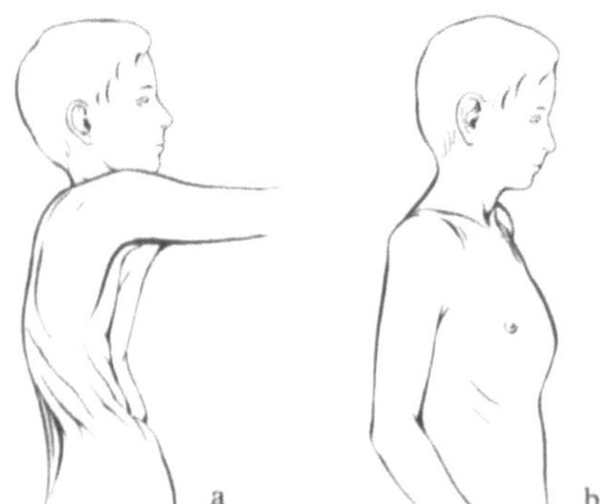

Abb. 39. a Skizze einer ausgeprägten Trichterbrust; b Kielbrust ohne Krankheitswert

44

der vorderen Brustwand gekennzeichnet. Mit ihr ist eine Aufbaustörung der gesamten Wirbelsäule — ein Flachrücken — verbunden. Die untere Thoraxapertur ist oft aufgebogen; bei der Einatmung zieht sich der Trichter vermehrt ein. Bei stärkerer Ausprägung dieser Thoraxdeformität kann die Herz- und Lungenfunktion beeinträchtigt sein. In solchen ausgeprägten Fällen ist operatives Vorgehen angezeigt, weniger aus kosmetischen Gründen. Die konservative Behandlung besteht vor allem in Atemgymnastik mit Betonung der Flankenatmung, im Säuglingsalter aber auch in Bauchlagerung.

5.2.10 Hühnerbrust

Bei der *Hühnerbrust* ist das Brustbein mit den angrenzenden Rippenabschnitten vorgetrieben; deshalb wird sie auch als Kielbrust bezeichnet. Diese endogene Mißbildung wird in Verbindung mit angeborenen Entwicklungsstörungen des Skeletts (Chondrodystrophie, Dysostosis enchondralis) beobachtet. Als Ursache wird u. a. die Rachitis angeschuldigt; in solchen Fällen ist antirachitische Behandlung angezeigt. Im übrigen besteht die Therapie der Hühnerbrust in Krankengymnastik, zusätzlich kommt Versorgung mit einer Pelottenorthese in Betracht.

6 Säuglingsskoliose

W. Heipertz

Neben angeborenen Skoliosen, die auf Mißbildung beruhen, werden in den ersten Lebensmonaten *fixierte Wirbelsäulenverkrümmungen* gefunden, denen *keine* röntgenologisch erkennbaren anatomischen Veränderungen zugrunde liegen. Es handelt sich bei ihnen um die Säuglingsskoliose, die auf einer verhältnismäßig harmlosen kontrakten Fehlhaltung beruht. Nach neueren Untersuchungen geht sie mit Seitenunterschieden in den Reflexen einher. Es dürfte sich, vor allem bei den „Risikokindern", um Störungen der motorischen Entwicklung oder seitendifferente Reifungsmuster handeln, ohne daß gleich von einer zerebralen Bewegungsstörung bzw. von einer Zerebralparese gesprochen werden muß.
Überwiegend wird die Säuglingsskoliose als *Lageschaden* angesehen, und sie ist in der Regel durch geeignete Lagerungsmethoden heilbar. Durch diese günstige Prognose unterscheidet sich die Säuglingsskoliose von den übrigen Skolioseformen mit ihrer meist ungünstigen Prognose. Auch der in vielen Fällen mit einer Säuglingsskoliose verbundene leichte Schiefhals kann sich gelegentlich ohne spezielle Maßnahmen innerhalb des ersten Lebensjahres zurückbilden.
Bei Skoliose-Verdacht wird die klinische Untersuchung des liegenden und des sitzenden Säuglings durch *gehaltene* Röntgenaufnahmen in Bauchlage ergänzt (Abb. 40). Bei der Betrachtung vom Kopf her fällt die einseitige Abflachung auf der Auflageseite des Rückens, sowie ein Rippenbuckel auf der anderen Rückenseite auf; dem entspricht eine einseitige Abplattung des Hinterkopfes und häufig eine Beckenasymmetrie. Die Röntgenaufnahmen bestätigen eine muskuläre und ligamentäre Fixation der meist großbogigen und überwiegend nach links gerichteten Seitverbiegung und decken den fixierten Abschnitt auf.

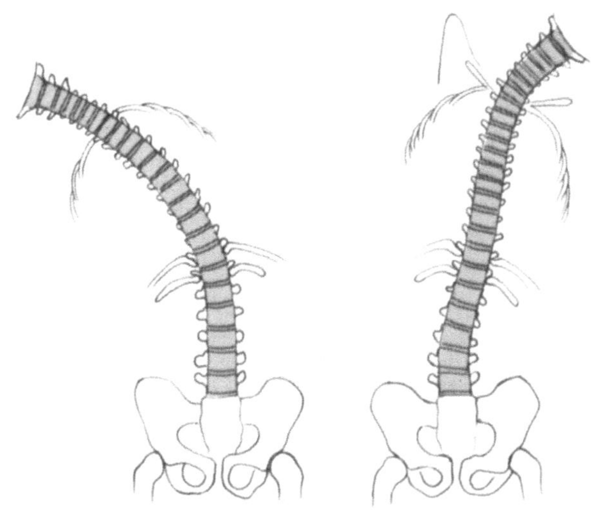

Abb. 40. Säuglingsskoliose (Zeichnung nach gehaltenen Röntgenaufnahmen): unter rechtskonvexer Biegung der Wirbelsäule zeigt sich die fixierte
Linkskrümmung der unteren Brustwirbelsäule

Eine S-förmige Säuglingsskoliose findet sich nur selten.
Als Therapie empfiehlt sich die *Bauchlagerung,* die auch der Entstehung einer Säuglingsskoliose entgegenwirkt; daneben kommt Halb-
schräglagerung mit Unterpolsterung des Rippenbuckels in Betracht.
In jedem Fall ist gleichzeitig eine krankengymnastische Übungsbehandlung angebracht — unbeschadet häufig beobachteter Selbsthei-
lung.
Den gutartigen Säuglingsskoliosen mit Spontanremission (revolving
scoliosis) stehen seltene maligne Verläufe (progressive scoliosis) gegenüber; dazwischen liegen jene, die bei unzureichender Behandlung
weder völlig ausheilen, noch progredient verlaufen, möglicherweise
aber im späteren Kindesalter bzw. in der Pubertät in eine idiopathische Skoliose übergehen.
Eine im 2. oder 3. Lebensjahr beobachtete und nicht selten progre-
diente Wirbelsäulenverkrümmung ist als besondere Gruppe heraus-
gehoben und als *„infantile Skoliose"* bezeichnet worden.

7 Haltungsstörungen

W. Heipertz

7.1 „Normale Haltung"

Der Verlauf der Wirbelsäule des Menschen und damit die Form seines Rückens erfahren von Geburt an eine „artspezifische" Weiterentwicklung. Unter Sitzversuchen im ersten Lebensjahr verstärkt sich bereits die großbogige Kyphose der Brust- und Lendenwirbelsäule, und noch in den ersten Lebensjahren bildet sich die Halslordose aus. Gehen und Stehen erfolgt bis zur Entwicklung der physiologischen Lendenlordose zunächst noch mit leicht gebeugten Hüft- und Kniegelenken. Schließlich sind die drei physiologischen Krümmungen — Halslordose, Brustkyphose und Lendenlordose — ausgebildet (Abb. 41 a u. b).

Die aufrechte Haltung des Menschen ist das Ergebnis aktiver Kräfte, nämlich der Anspannung der Rumpfmuskulatur gegen die Schwerkraft. Hierbei spielen geistig-seelische Momente mit, wie sie im Begriff der „Haltung" zum Ausdruck kommen; er umfaßt im Sprachgebrauch *mehr* als nur das äußere Erscheinungsbild des Menschen, das sich auch stimmungsmäßig ändert.

Die Festlegung des Befundes und die Beurteilung der Haltung sind schwierig, weil eine im Augenblick gegebene Haltungsform immer nur einen Ausschnitt aus dem Geschehen, nämlich den Kampf zwischen Schwerkraft und Eigenkräften des Körpers, darstellt. Debrunner unterscheidet in der Normalstellung je nach Muskeltätigkeit: habituelle Haltung bei Ruhetonus (mittlere Brustkyphose und Lendenlordose, Lot vom Scheitel der Brustkyphose berührt das Kreuzbein);

die Ruhehaltung mit erniedrigtem Muskeltonus (Ermüdung der Muskulatur, verminderte Aufmerksamkeit), auch schlaffe Haltung:

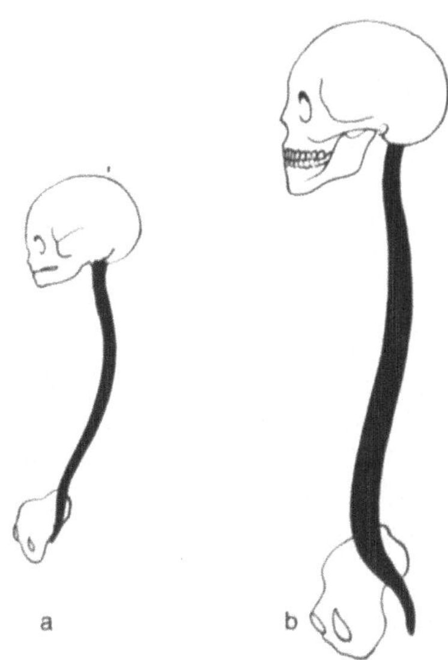

Abb. 41a u. b. Entwicklung der physiologischen Wirbelsäulenkrümmungen beim Menschen. a die Wirbelsäule des Säuglings mit durchgehender Kyphose; b die Erwachsenen-Wirbelsäule mit Halslordose, Brustkyphose und Lendenlordose

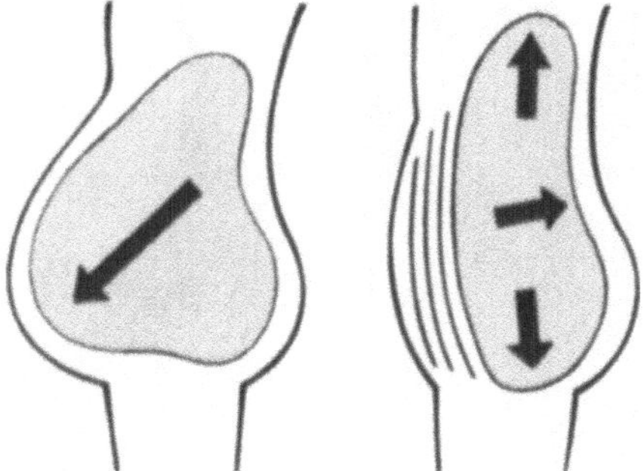

Abb. 42. „Hängeleib" mit Hohlkreuz; Aufrichtung der Wirbelsäule durch Anspannung der Bauchmuskulatur — auch mittels Druck auf die „Bauchblase" (aus Heipertz, W.: Sportmedizin. Stuttgart: Thieme)

vermehrte Brustkyphose und Lendenlordose — das Lot vom Scheitel der Brustkyphose fällt hinter das Kreuzbein;
aufgerichtete Haltung mit Anspannung der Muskulatur: Aktiv gestreckte Wirbelsäule und verringerte Beckenneigung — das Lot vom Scheitel der Brustkyphose fällt auf oder etwas vor das Kreuzbein.
Die Haltung ist also etwas Dynamisches, auch wenn sie „Festhalten" im Sinne der Bewegungsruhe bedeutet. Sie erfordert Arbeit und Anstrengung und ist deshalb mehr noch ein muskuläres als ein statisches Problem.
Das zeigt sich auch bei den prognostisch besonders ungünstigen Wirbelsäulenverkrümmungen aufgrund asymmetrischer Ausfälle von Muskelgruppen (Lähmungsskoliosen) oder aufgrund von Kontrakturen, die das Kräfteverhältnis entscheidend stören. Vor allem die Hüftgelenksverhältnisse und die Muskelkräfte, die die Stellung des Beckens im Raum bestimmen, sind von großer Bedeutung für das Haltungsbild (Abb. 42). Die Aufrichtung des Beckens erfolgt wesentlich durch Anspannung der Bauchmuskulatur, die zur aufrechten Körperhaltung als Synergist der Rückenstreckmuskeln entscheidend mitwirkt.

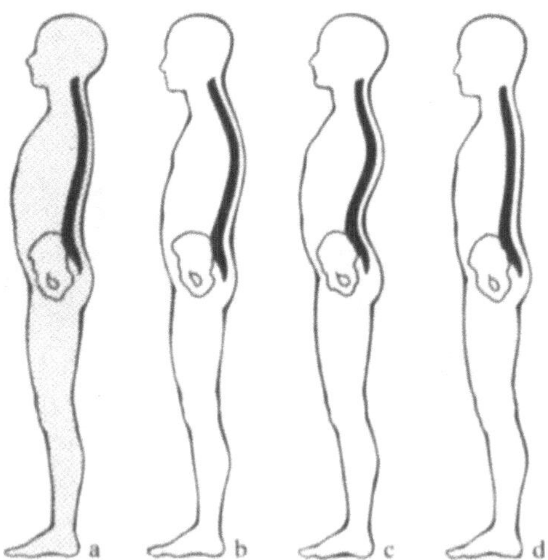

Abb. 43 a–d. Darstellung der aufrechten Haltung (a) und der Haltungsfehler: b Rundrücken; c hohlrunder Rücken; d Flachrücken

Von großer Bedeutung für die Haltung ist deshalb die Atmung; sie bestimmt das Haltungsbild mit, sowohl durch Förderung der Entwicklung des Brustkorbes als auch in Momentsituationen: Der Ausatmung entspricht die schlaffe Haltung mit zusammengesunkenem Körper, der Einatmung die aufrechte Haltung unter Hebung des Brustkorbes. Der Bauchatmung kommt dabei gegenüber der Brustkorbatmung die größere Bedeutung zu.

Haltung ist gehaltene Bewegung; sie ist wechselnd und von vielen Faktoren abhängig; dabei setzt der Bandapparat der bei Erschlaffung eintretenden kyphotischen Wirbelsäulenkrümmung Grenzen. Die Einnahme einer Ruhehaltung mit stärkerer Kyphosierung der Wirbelsäule ist normal; erst ihre längere oder ständige Beibehaltung ist krankhaft. – Je nach äußeren Einflüssen und körpereigenen Kräften resultieren bei einzelnen Individuen verschiedene Haltungsbilder. Ob runde oder flache Rückenformen immer krankhafte Bedeutung haben, ist nicht eindeutig entschieden, doch hat die Wirbelsäule eine charakteristische Eigenform, und wesentliche Abweichungen von derselben haben Krankheitswert, zumal sie häufig mit Beschwerden einhergehen (Abb. 43 b–d).

Die *Normalhaltung* baut auf einem geraden Beckenstand und auf Schultergleichstand auf; sie ist vor allem von der Stellung des Beckens und Kreuzbeins in der frontalen Ebene, von ungestörten Gelenkverbindungen zwischen Gliedmaßen und Rumpf, von gesundem Nervensystem, von der Rumpfform und auch von der Beschaffenheit der inneren Organe abhängig. Nach Schoberth liegt eine normale Haltung dann vor, „wenn ein symmetrischer, normal geformter Rumpf durch eine frei bewegliche Wirbelsäule bei freier Beweglichkeit der Rumpf- und Extremitätenverbindungen in aufrechter Haltung ohne übermäßigen Kraftaufwand über längere Zeit gehalten werden kann.“

Haltungsstörungen, zu denen Haltungsschwächen bis hin zum Haltungsverfall und die skoliotische Fehlhaltung (also ausgleichbare Schiefhaltung im Gegensatz zur Skoliose) gehören, müssen von Wirbelsäulenformfehlern abgegrenzt werden; diese umfassen Haltungsfehler (s. Kap. 7.4), juvenile Kyphose (s. Kap. 8) und Skoliose (s. Kap. 9), deren gemeinsames Merkmal es ist, daß sie durch aktive Muskelarbeit nicht ausgeglichen werden können. Die Formfehler gehen mit Schwerpunktverlagerungen und dadurch bedingter Mehrarbeit der aufrechthaltenden Muskulatur einher, die Beschwerden infolge vorzeitiger Ermüdung, Myogelosen bis zu Muskelansatztendopathien hervorrufen.

Die Haltungsuntersuchung berücksichtigt die Differentialdiagnostik von Anfang an bei Inspektion, Palpation und Funktionsprüfung — zunächst im Stehen —, bei Betrachtung von hinten (a), von der Seite (b) und von vorn (c).

a) Liegt eine Seitausbiegung vor? — Mit hängenden Armen, lockerem Stand, in Rumpfüberstreckung und -beugung? Findet sich zusätzlich Torsion. die sich in Rippenbuckel oder Lendenwulst äußert? Beckenschiefstand, eingezogenes Taillendreieck, Schulterhöhe, abstehende Schulterblätter?

b) Abweichungen der physiologischen Krümmungen? Haltungstest!

c) Zusätzlich: Thoraxform, Kopfhaltung, Relief der Schulterhöhe, Beckenstellung.

Der klinische Befund entscheidet über Röntgenverordnung; je nach Fragestellung sind Standardaufnahmen, Wirbelsäulenganzaufnahmen, gehaltene Aufnahmen (s. Kap. 6 – Säuglingsskoliose), Funktionsaufnahmen erforderlich.

7.2 Haltungsschwäche

Die *Haltungsschwäche* ist unter unserer Schuljugend besonders verbreitet; Reihenuntersuchungen haben ergeben, daß ein Drittel der Schulkinder Zeichen von Haltungsschwäche bzw. von unsicherer Haltung aufweist.

Unter *unsicherer* Haltung werden wechselnde seitliche Verbiegungen bei unbeobachtetem Stehen und Sitzen verstanden; eine Fixation liegt nicht vor, und die Kinder können sich auf Aufforderung geraderichten. Die Röntgenuntersuchung ergibt sowohl an den Wirbelkörpern als auch an den Zwischenwirbelscheiben normale Befunde. Es handelt sich also bei der unsicheren Haltung wie bei anderen Formen der Haltungsschwäche auch bei der skoliotischen Fehlhaltung um muskulär ausgleichbare Abweichungen. Sie werden besonders häufig in Perioden gesteigerten Wachstums und in Zusammenhang mit Erkrankungen, die die Gesamtverfassung schädigen — z. B. akute und chronische Infektionskrankheiten —, gefunden.

Der Krankheitswert korrigierbarer *Haltungsabweichungen* ist unterschiedlich, beispielsweise bei unsicherer Haltung bzw. Haltungsschwäche infolge Leistungsmangels bei sonst erhaltener Funktionstüchtigkeit; bei Haltungsschwäche, die mit psychischen Aberrationen verbunden oder aufgrund ungenügender körperlicher Beanspruchung eingetreten ist, ist er fraglich. Solche Haltungsabweichungen sind eher Zeichen einer gefährdeten bzw. verringerten Gesundheit als Ausdruck einer eigentlichen Krankheit.

Kinder im Schulalter müssen 30 Sekunden mit vorgestrecktem Arm stehen können, ohne die Haltung zu verändern; anderenfalls liegt eine Haltungsinsuffizienz vor (Funktionsprüfung nach Matthias).

7.3 Haltungsverfall

Zum *Haltungsverfall* kann es aufgrund eines reduzierten Kräftezustandes infolge starker gesundheitlicher Beeinträchtigung des Kindes oder Jugendlichen kommen; hier besteht dringend Behandlungsbedürftigkeit. In höherem Lebensalter zeigt sich Haltungsverfall bei endokrinen Störungen und konsumierenden Erkrankungen, wie Leukämie und bösartigen Geschwulsten.

7.4 Haltungsfehler

Unter *Haltungsfehlern* werden krankhafte Haltungsänderungen verstanden, bei denen infolge konstitutioneller Störung im formalen Aufbau des Achsenskelettes bereits Veränderungen der Wirbelkörpergestalt, Irregularitäten in der Ausbildung der knöchernen Randleisten, Unebenheiten der Abschlußplatten und Verschmälerungen von Zwischenwirbelscheiben vorliegen. Diese Störungen sind — im Gegensatz zu dem schlaffen Rundrücken, der die häufigste Fehlhaltung des Kindes darstellt — nicht mehr voll ausgleichbar. Unter den Haltungsfehlern wird zwischen Rundrücken, hohlrundem Rücken und Flachrücken unterschieden (Abb. 43).

Beim *Rundrücken* liegt eine Anpassung der Wirbelsäulenform an den fehlerhaften Haltungstyp im Laufe des Wachstums vor: der Schultergürtel ist nach vorn verstellt, die Atmung wird unergiebig, der Brustkorb bleibt flach. Eine krankhafte Verstärkung der physiologischen Brustkyphose ist (aufgrund der einwirkenden Schwerkraft) durch Schwäche oder Versagen der Muskulatur vorgezeichnet; deshalb ist die aufrechte Haltung weitgehend von einer guten körperlichen Erziehung des Kindes abhängig.

Beim *hohlrunden Rücken* findet sich eine vertiefte Lendeneinsattelung und eine vermehrte dorsale Brustkrümmung; das Becken ist stark vorgeneigt, die Bauchdecken sind schlaff, und der Leib ist vorgewölbt.

Beim *Flachrücken* sind die physiologischen Krümmungen geringer als normal ausgepräft; die Lendenlordose kann völlig aufgehoben oder sogar in eine leichte Kyphose übergegangen sein. Die Belastbarkeit von Jugendlichen und Erwachsenen mit Flachrücken ist stärker eingeschränkt als bei den anderen Haltungsfehlern.

Als *Ursachen* der Haltungsfehler sind konstitutionelle Faktoren (Haltungsschwäche aufgrund allgemeiner Bindegewebsschwäche) und *Bewegungsmangel* anzuschuldigen; nur von intensiver Bewegungstherapie ist ein entscheidender positiver Einfluß zu erwarten. Zusätzlich können bei Haltungsfehlern orthopädische Hilfsmittel (korrigierende Schalen, Bandagen, Korsett u. a.) zur Anwendung kommen. Unter den Sportarten unterstützt vor allem das Schwimmen die therapeutischen Bemühungen, in geeigneten Fällen ist Reittherapie angezeigt.

Das *Schulsonderturnen* hat sich für eine Übergangszeit, in der die Forderung der täglichen Turnstunde noch nicht verwirklicht ist, als Möglichkeit erwiesen, seitens der Schule dem von ihr wegen des Sitzzwanges mitzuverantwortenden Haltungsverfall entgegenzuwirken.

7.5 Insuffizienz des Stützgewebes

Der Haltungsverfall aufgrund einer Insuffizienz des Stützgewebes beschränkt sich nicht auf den Rumpf, sondern äußert sich auch an den Gliedmaßen. Bindegewebsschwächlinge weisen vor allem Bandlockerung von Gelenken, Fußfehlform (Platt- u. Knickfüße), sowie Achsenabweichungen auf. Zu ihrer Behandlung werden Maßnahmen, wie Einlagenversorgung in Verbindung mit Fuß- und Beingymnastik, auch korrigierende Operationen erforderlich.

8 Juvenile Kyphose
(Morbus Scheuermann, Adoleszentenkyphose)

E. Schmitt

Die juvenile Kyphose (Scheuermann 1920) geht mit einer Brustkyphose einher, bindet sich in ihrer Entwicklung steng an ein bestimmtes Alter, verursacht gelegentlich Schmerzen und hinterläßt typische röntgenologische Veränderungen. Die Anzahl der Erkrankten wird in der Regel unterschätzt: Untersuchungen in der Berliner Bevölkerung deckten Häufigkeiten zwischen 19,9 und 37,1% auf, Untersuchungen in Schweden haben gezeigt, daß röntgenologische Veränderungen im Sinne des M. Scheuermann bei 23 bis 33,5% der Population anzutreffen sind. Somit hat die Adoleszentenkyphose durch ihre Häufigkeit nicht nur große Bedeutung für die Pathologie des Heranwachsenden, sondern wegen ihrer Neigung, eine bleibende Deformität der Wirbelsäule zu hinterlassen, auch für die Erwachsenen.
Scheuermann selbst hat vermutet, daß zur Entwicklung dieser Kyphose Störungen der Wachstumszonen der Wirbelkörper vorliegen. Neuere Untersuchungen zeigen, daß sich der Prozeß an den Wirbelkörperdeckplatten abspielt, also zwischen Wirbelkörper und Bandscheibe. Stellen dieser Knorpelplatten sind der von ihr verlangten Beanspruchung nicht gewachsen. Nach Schmorl und Junghanns handelt es sich um Lücken, die präformiert sind, z. B. am ursprünglichen Verlauf der Chorda dorsalis, oder Ossifikations- und Gefäßlücken. Aufdermauer hat aber gezeigt, daß an diesen Stellen ein völliger oder unvollständiger Ausfall der Fasersysteme an der Knorpelplatte besteht; erst sekundär komme es zur Schädigung der Wachstumszone, die aber auch stellenweise völlig ausfallen kann.
Durch diese Lücken, die dem normalen Druck der Bandscheibe nicht standhalten, dringt Bandscheibengewebe massiv oder umschrieben in die intraspongiösen Räume vor (Abb. 44). Der Knochen reagiert auf den verstärkten Druck durch Ausbildung einer Sklerose. Diese Ver-

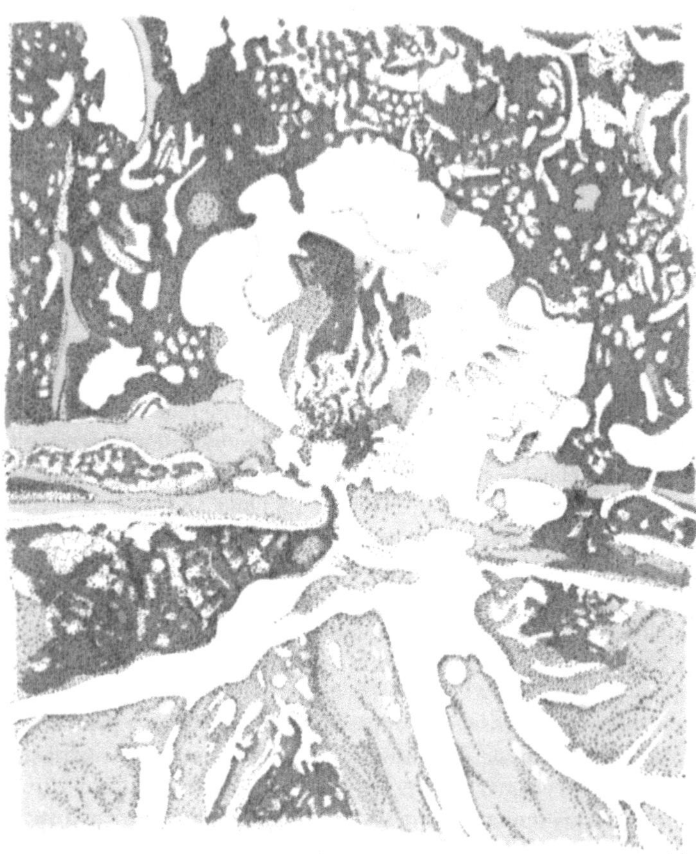

Abb. 44. Histologisches Bild eines Bandscheibenvorfalls in den Wirbelkörper

dichtungszonen imponieren im Röntgenbild als Knötchen (Schmorl-
sches Knorpelknötchen). Einzelne kleine Knötchen sind unbedeu-
tend. Stellenweise beobachten wir auch Eindellungen oder Vorbuk-
kelungen großer Anteile des Bandscheibengewebes in den Wirbelkörper hinein, so daß insgesamt ein unregelmäßiger Verlauf der Wir-
belkörperbegrenzung besteht. Schließlich kommt es zu Wachstums-
störungen, die Wirbelkörper werden keilförmig umgestaltet. Nicht
nur Verkürzungen der ventralen Wirbelkanten treten auf, auch die

Seitenkanten können im Wachstum zurückbleiben. Somit ist ein Scheuermann-Wirbel mit einem unregelmäßigen Zylinderabschnitt vergleichbar.

Auch das Gewebe der Zwischenwirbelscheiben wandelt sich um: Durch den Vorfall ist es zu einem Druckausgleich gekommen, die Bandscheiben verlieren ihre Elastizität und somit ihre Funktion als Halbgelenk, es tritt eine Fixation ein.

Diese beiden Mechanismen stellen die Voraussetzung für das klinische Bild, die fixierte Kyphose (Abb. 45) dar. Sie ist bei etwa der Hälfte der Fälle von einer kurzbogigen, nur geringfügigen Seitausbiegung (Scheuermann-Skoliose) begleitet. Meistens spielt sich der Prozeß an der unteren und mittleren Brustwirbelsäule ab; die gleichen pathologischen Veränderungen treten aber auch an der Lendenwirbelsäule auf, wo sie besonders hartnäckige Beschwerden verursachen können.

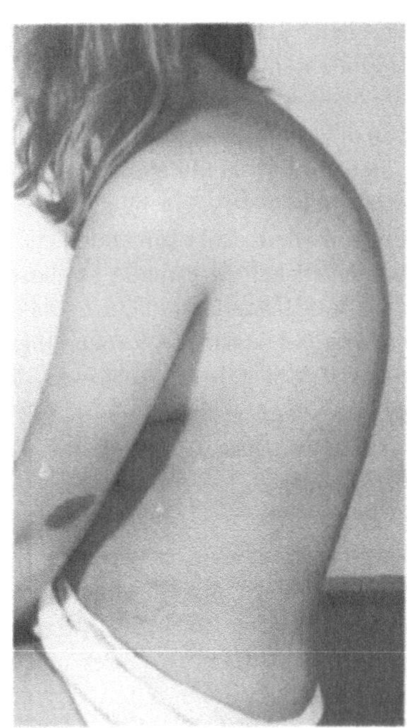

Abb. 45. Klinisches Bild einer Scheuermann-Kyphose

Die Ätiologie ist bisher unklar. Es werden mehrere Faktoren angeschuldigt:

a) mechanische Überbelastung,
   muskuläre Insuffizienz bedingt mechanische Überbeanspruchung
   der ventralen Wirbelkörperpartien (Schanz). Mau hat nach Ver-
   suchen mit Ratten festgestellt, daß nach lang andauernder er-
   zwungener Kyphose Druckatrophien an den ventralen Partien der
   Wirbelkörper auftreten;
b) innersekretorische Störungen,
   Untersuchungen zeigten, daß überdurchschnittlich oft ein Hypogonadismus vorliegt. Auch Vitamin A-Mangel soll eine Rolle
   spielen;
c) Erblichkeit,
   bei 25% sei ein unregelmäßig dominanter Erbgang beobachtet
   worden.

Die Scheuermannsche Erkrankung verläuft in drei Stadien:
Das erste Stadium beginnt schon vor dem 10. Lebensjahr. Die Ado-
leszententenkyphose sagt sich im Sinne einer funktionellen Störung
an. Die Kinder weisen eine hohlrunde Rückenkonfiguration auf, haben aber keine Beschwerden. Im allgemeinen erscheinen sie im klinischen Bild als Haltungsschwächlinge. Eine sichere Diagnose in diesem Stadium ist nicht möglich. Jeder Rundrücken des Schulkindes
und vor allem die beginnende Fixierung sind aber verdächtig auf eine
sich entwickelnde juvenile Kyphose.
Das floride zweite Stadium zwischen dem 12. und 18. Lebensjahr ist
vorwiegend durch den Versteifungsprozeß gekennzeichnet. Er ist in
6 bis 9 Monaten abgeschlossen. Daneben entwickelt sich die Kyphose, gelegentlich kombiniert mit einer Seitausbiegung. Schmerzen
werden in diesem Stadium nur in 22% der Fälle beobachtet. Sie
haben auch keine einheitliche Genese. Als Störfaktoren kommen
überbeanspruchte Muskulatur, mögliche Zirkulationsstörungen,
Zugbeanspruchung des fibrösen Bindegewebes und der Ligamente
und schließlich die Bogengelenkskapseln mit ihren sensiblen Ele-
menten in Frage.
Jenseits des 18. Lebensjahres liegt das dritte, das Endstadium. Durch
die fixierte Kyphose ändert sich die Gesamtstatik der Wirbelsäule,
Lenden- und Halswirbelsäule werden zu kompensatorischen Gegen-

krümmungen gezwungen. Bei unverminderter Belastung des Achsenorganes werden diesen beiden Abschnitten mehr Bewegungen abverlangt. Die erzwungene Endstellung und die funktionelle Mehrbeanspruchung fördern den Verschleiß der Bandscheiben und der kleinen Wirbelgelenke. Auch die Muskulatur der Lenden- und Halswirbelsäule wird durch die statischen Veränderungen der Wirbelsäule überbeansprucht. So sind in diesem dritten Stadium andere Schmerztypen zu beobachten: Zervikalsyndrome, chronische Lumbalgien, myalgische Syndrome sind dann die Regel. Dadurch wird die Bedeutung des Scheuermann für den Erwachsenen charakterisiert.
Die röntgenologischen Veränderungen des ersten Stadiums sind uncharakteristisch, man sieht noch keine typischen Veränderungen, doch ist auffallend oft eine Chorda-Rückbildungsstörung zu beobachten.
Charakteristisch ist das Röntgenbild im zweiten Stadium: Die Wirbelkörper nehmen ihre Trapezoidform an, sie vergrößern den dorsoventralen Durchmesser, die Deck- und Grundplatten verlaufen unregelmäßig, man beobachtet Schmorlsche Knötchen, große Einbrü-

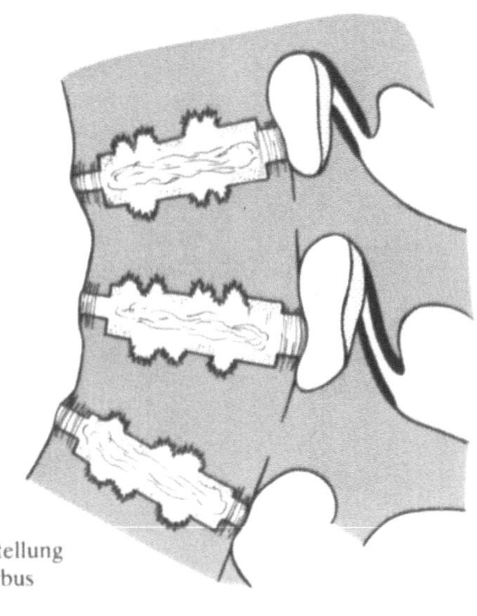

Abb. 46. Schematische Darstellung eines Röntgenbildes bei Morbus Scheuermann

che, vordere Kantenabtrennungen (Vorfall unter die Randleiste
durch tangential wirkende Kräfte, besonders in lordotischen Gebieten). Obligat ist schließlich die Bandscheibenerniedrigung (Abb. 46).
Im dritten Stadium kommen neben statischen Veränderungen an
Hals- und Lendenwirbelsäule die typischen Zeichen der Degeneration hinzu.

Im Vordergrund der Therapie stehen physio-therapeutische Maßnahmen. Sie sollen so früh wie möglich einsetzen, und zwar im ersten
Stadium. Die krankengymnastischen Übungen sind auf eine korrek-
tive Arbeit ausgerichtet. Es handelt sich um aktive Übungen in Form
der Haltungsschule, Kräftigung der Muskulatur des Rückens, des
Bauches und des Beckens. Meistens ist auch ein Training der Aus-
dauer und Leistungsfähigkeit erforderlich. Man soll den Kindern ra-
ten, schwimmen zu lernen und als aktives Mitglied einem Sportverein
beizutreten.

Im floriden Stadium sind gegebenenfalls Schmerzen zu berücksichtigen. Kurzfristig kann Bettruhe angezeigt sein neben örtlich hyper-
ämisierenden, tonusmindernden Maßnahmen, wie Massage, Heiß-
luft, Unterwassermassage. Frühzeitig ist mit krankengymnastischer
Übungsbehandlung zu beginnen; ihr Ziel ist die Kräftigung der

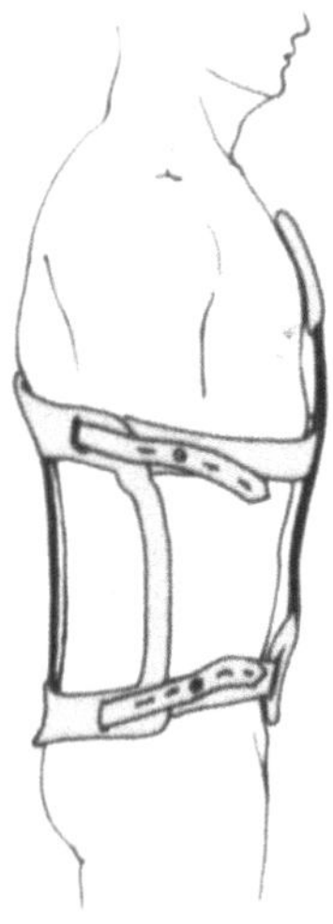

Abb. 47. Becker-Mieder zur Behandlung
des Morbus Scheuermann

Rumpfmuskulatur, aktive Streckung der Brustwirbelsäulenkyphose, Haltungsverbesserung. Wenn der Versteifungs- und Kyphosierungsprozeß noch nicht abgeschlossen ist, dann ist ein aktiv aufrichtendes Korsett indiziert (Abb. 47). Diese Aufrichtung nimmt den Druck von den ventralen Wirbelkörperplatten und beeinflußt damit deren Wachstum (Becker, Bähler, Hepp). Die Behandlung muß mindestens bis zum Abschluß des Skelettwachstums mit ausreichender Intensität durchgeführt werden. Bei hochgradigen Kyphosen (über 70° nach Cobb) ist auch operatives Vorgehen zu erwägen: Durch vorwiegend passive redressierende Maßnahmen versucht man, die Kyphose zu begradigen und das Redressionsergebnis durch eine dorsale Spondylodese, kombiniert mit den Kompressionsstäben des Harrington-Instrumentariums oder mit dem Erektorstab nach Schöllner, festzuhalten.

Wenn schon die Fixierung der Wirbelsäule infolge der Scheuermann-Veränderung unvermeidbar ist, sollte wenigstens versucht werden, den Ausgang mit hochgradiger, statisch ungünstiger Kyphose zu vermeiden.

Im dritten Stadium kann nur symtomatisch, je nach klinischem Erscheinungsbild behandelt werden. Nachdem die Kyphose jetzt aber irreversibel ist, ist es Ziel der Behandlung, die Muskulatur des Lenden- und Halsabschnittes so gut durch krankengymnastische Übungen aufzutrainieren, daß sie die von ihr geforderte Mehrarbeit auch leisten kann.

9 Skoliose

E. Schmitt

Der Begriff Skoliose umfaßt alle Zustände dauernder seitlicher Verbiegungen der Wirbelsäule. Das Krankheitsbild ist seit dem Altertum bekannt, der Ausdruck Skoliose wurde von Hippokrates geprägt. Seitdem es Ärzte gibt, die sich speziell mit den Erkrankungen des Haltungs- und Bewegungsapparates beschäftigen, hat man versucht, das Problem Skoliose therapeutisch befriedigend zu lösen. Der seitlich verkrümmte Baum, an einen geraden Stab gefesselt, ist zum Symbol der Orthopädie geworden. Die Skoliose spielt auch in der Mythologie keine unwesentliche Rolle: In Märchen, Legenden wird der Böse, Rachsüchtige, Geizige, aber auch der vom Schicksal Benachteiligte, mit einem Buckel abgebildet. Eindringlich sind die Worte Hoffa's (1897): „Meiner Ansicht nach liegt in dem Problem der Skoliosenbehandlung das Problem der Orthopädie der Zukunft überhaupt, und es muß daher unser eifriges Bemühen sein, Mittel und Wege zu finden, um auch der Skoliose erfolgreich entgegentreten zu können".

Das Skolioseproblem stellt sich komplex dar. Zur seitlichen Verbiegung kommt die Rotation: (Abb. 48) Die Wirbel drehen sich mit dem Wirbelkörper in die Konvexität der Verbiegung, mit den Dornfortsätzen zur Konkavität (Abb. 49). Die Wirbelkörperreihe ist dadurch stärker ausgebogen als die Dornfortsatzreihe. Am deutlichsten ist diese Rotation der Wirbel im Scheitelpunkt der Krümmung, am geringsten am Übergang zur Gegenkrümmung vorhanden. An der Lendenwirbelsäule kann ein Wirbelkörper sogar seitlich abgleiten (Drehgleiten). Die an den Brustwirbelkörpern befestigten Rippenpaare müssen die Drehung mit vollziehen. Der Rippenbuckel, an der Konvexität des Bogens gelegen, ist die Folge. Analog tritt durch Herausdrehen der Querfortsätze an der Lendenwirbelsäule der Len-

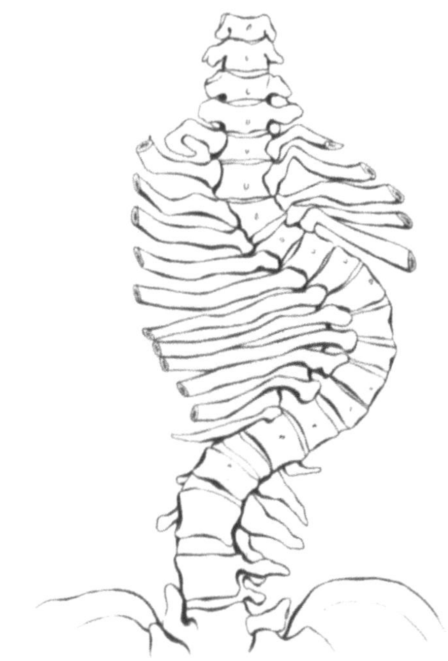

Abb. 48. Präparat einer
skoliotischen Wirbelsäule

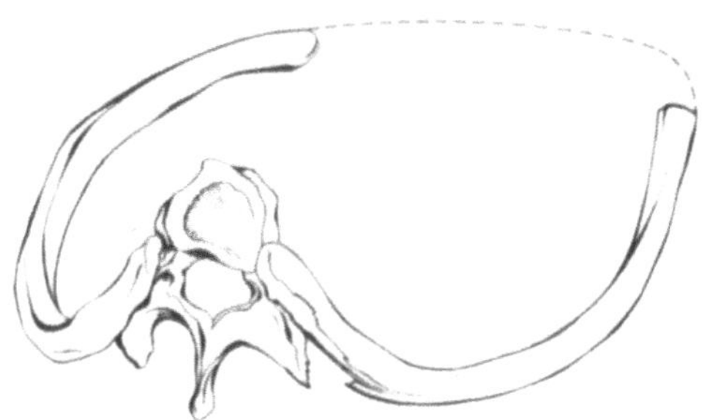

Abb. 49. Deformierung eines Rippenpaares durch skoliotischen Wirbel

denwulst auf. Als weitere Komponente schließlich kommt die Verbildung der Wirbel selbst hinzu (Torsion): Der in der Konvexität des Bogens gelegene Teil des Wirbelkörpers wächst durch ungleiche Druckverhältnisse schneller als auf der konkaven Seite. Hier kann das Wachstum sogar völlig sistieren. Die Folge ist eine Trapez-Keilform der Wirbelkörper. Da die Rotation der dorsalen Anteile des Wirbels durch Muskulatur und Bogengelenke gebremst wird, krümmt sich der Längsdurchmesser des skoliotischen Wirbels.
Die Ätiologie der Skoliose ist uneinheitlich. Folgende Einteilung ist gebräuchlich:

1. idiopathische Skoliose,
2. osteochondropathische Skoliose, z. B. Mißbildungsskoliose, posttraumatische Skoliose, Skoliose bei Neurofibromatose,
3. neuropathische Skoliose, z. B. bei infantiler Zerebralparese, nach Poliomyelitis,
4. myopathische Skoliose,
5. fibropathische Skoliose.

Von diesen echten strukturellen Skoliosen, die fixiert und nicht reversibel sind, müssen die funktionellen Seitausbiegungen unterschieden werden. Nach der Definition sind sie auch keine echten Skoliosen, weil bei ihnen Rotation und Torsion fehlen und sie sich meistens zurückbilden, wenn die Ursache, z. B. Beckenschiefstand oder Schmerzen bei einer Ischialgie („Ischiasskoliose"), wegfällt.
$^4/_5$ aller Skoliotiker sind Mädchen, die Häufigkeit in der Durchschnittsbevölkerung beträgt insgesamt 4‰. Die größte klinische Bedeutung haben ohne Zweifel die idiopathischen Skoliosen, die mit fast 90% den Hauptteil der Skoliosen ausmachen. Sie stellen auch die meisten therapeutischen Probleme. Die Frage, ob bei ihrer Entstehung eine primär erbliche Störung des Muskelgleichgewichtes oder eine erbliche Stoffwechselkrankheit eine Rolle spielen, bleibt vorerst offen.
Bei der klinischen Untersuchung des Skoliotikers fällt die Seitabweichung im Verlauf der Dornfortsätze auf. Dabei kann es sich um einfache Krümmungen, aber auch um Mehrfachkrümmungen handeln. Neben der Anzahl interessiert ihr Sitz: Von den rein dorsalen Formen unterscheiden wir kombinierte dorsolumbale, lumbale und dorsolumbale Krümmungen. Charakteristisch ist, daß die thora-

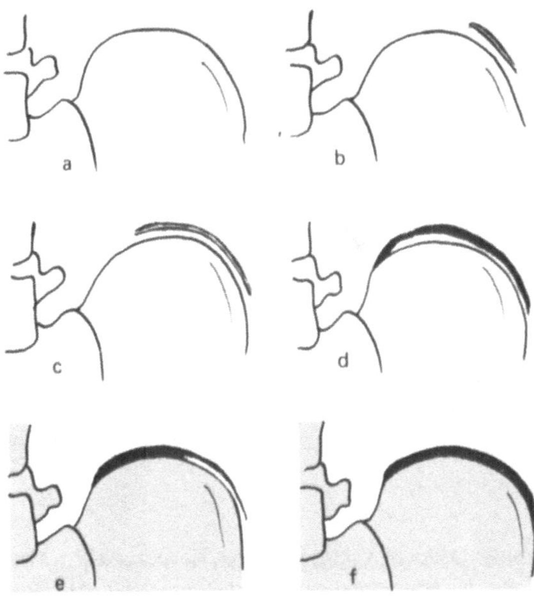

Abb. 50a–f. Risser-Zeichen

kale Ausbiegung bei der idiopathischen Skoliose fast immer eine Rechtskonvexität zeigt, analog die Lendenausbiegung eine Linkskonvexität. In Seitsicht verläuft die Brustwirbelsäule eher flach, der Ausdruck „Kypho-Skoliose" ist oft falsch gebraucht: In den meisten Fällen wird die Kyphose durch den vorhandenen Rippenbuckel vorgetäuscht. In Abhängigkeit von der Rotation und Torsion besteht eine auffallende Thoraxasymmetrie. Auf der Konvexität besteht dorsal ein Rippenbuckel, ventral auf der gleichen Seite eher eine Abflachung, dagegen auf der konkaven Seite ventral eine Prominenz des Brustkorbes. Auf der Seite des Rippenbuckels steht der Schultergürtel höher, das Schulterblatt reitet auf dem Buckel. Bei einer Lendenskoliose finden wir an der Konvexität einen Lendenwulst, die Taillendreiecke sind dann asymmetrisch. Bei schweren Verkrümmungen kann sich ein Überhang entwickeln: Seitausbiegung und Fixation bedingen eine Verlagerung des Schwerpunktes nach der Seite, das Lot von C 7 fällt seitlich von L 5. Ein hochgradiger Übergang

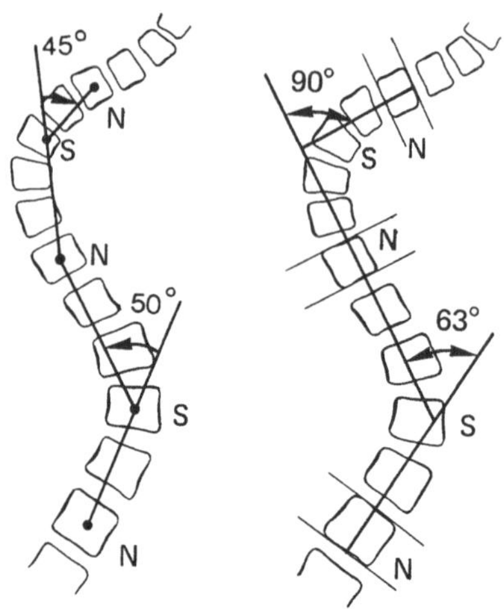

Abb. 51. Berechnung der Skoliose nach Ferguson und Cobb

kann nur durch Verlagerung des Körpergewichtes nach der konvexen Seite des Hauptbogens hin kompensiert werden. Es resultiert daraus ein Beckenschiefstand mit scheinbarer Beinverkürzung.

Bei der Funktionsprüfung besteht eingeschränkte oder aufgehobene Beweglichkeit der Seitausbiegung in der sagittalen und frontalen Ebene, aber auch in kranialer Richtung bei versuchter Extension.

Schmerzen sind beim jugendlichen Skoliotiker selten. Erst beim Erwachsenen treten sie auf, meistens i. S. einer muskulären Insuffizienz, als Interkostalneuralgie, durch Aufsitzen des Rippenrandes am Beckenkamm, oder bedingt durch sekundär degenerative Veränderungen an den Bandscheiben und Bogengelenken.

Bei der Lungenfunktion sind Totalkapazität, Vitalkapazität und Atemgrenzwert eingeschränkt. Für alle drei Werte läßt sich eine Abhängigkeit vom Ausmaß der Krümmung feststellen.

Zur Beurteilung der Skoliose ist stets das Röntgenbild beizuziehen. Als Standardaufnahmen gelten Aufnahmen der ganzen Wirbelsäule in zwei Ebenen im Stehen. Dabei ist darauf zu achten, daß das Becken horizontal gestellt wird. Auch die Darmbeinkämme sollen mit abgebildet sein, um den Entwicklungsstand der Darmbeinkammapophyse beurteilen zu können (Abb. 50). Auf dem a.p.-Bild ist der Krümmungswinkel bestimmbar (Abb. 51), am besten in der

Methode nach Cobb: Auf der Deckplatte des oberen und der Grundplatte des unteren Neutralwirbels werden die Lote errichtet. Der
Winkel zwischen diesen beiden Loten dient als Maß für die Skoliose.
Der Neutralwirbel ist der am stärksten gegen die Horizontale geneigte und von parallel verlaufenden Deck- bzw. Grundplatten begrenzte Wirbel und zeigt die geringste Rotation. Im Krümmungsscheitel liegt der am stärksten seitlich keilförmig deformierte Wirbelkörper (Zentrum der Krümmung).

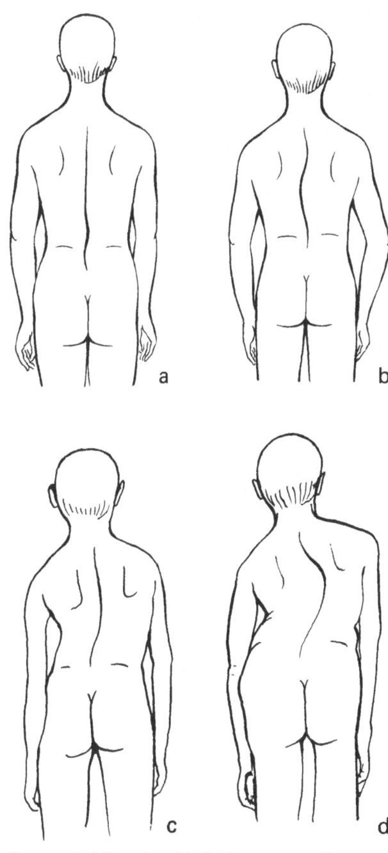

Abb. 52 a–d. Schweregrade der Skoliose: a leichte, b mittelschwere, c schwere,
d sehr schwere Skoliose

Um eine Aussage über das Ausmaß der Fixation zu erhalten, sind weitere Aufnahmen erforderlich, z. B. Röntgenaufnahmen im Liegen, in Extension mit der Glissonschlinge oder Bending-Aufnahmen (Aufnahme in maximaler Seitneigung nach links und rechts).
Die Schwere der Skoliosen richtet sich nach dem radiologisch bestimmten Ausmaß der Krümmung (Abb. 52):
Unter   40 Grad leichte Skoliose,
           40–60 Grad mittelschwere Skoliose,
           60–80 Grad schwereSkoliose,
über   80 Grad sehr schwere Skoliose.
Die Prognose der idiopathischen Skoliose ist abhängig von der Lokalisation und nach dem Alter des Auftretens.
Die schwersten Deformitäten sind bei dorsaler Skoliose zu erwarten. Lumbale Skoliosen verursachen im Allgemeinen durch vorzeitiges Auftreten schwerer degenerativer Veränderungen ausgeprägte Beschwerden.
Die *infantile Form* tritt im Alter von 3–5 Jahren auf. Ein Zusammenhang zwischen Säuglingsskoliosen und strukturellen Skoliosen konnte noch nicht eindeutig widerlegt werden. Knaben erkranken häufiger als Mädchen. Rechtskonvexe Ausbiegungen sind bevorzugt. Nach James und Scheier scheint es gerechtfertigt, unter diesen infantilen Skoliosen zwei Gruppen zu unterscheiden: Maligne Formen zeigen eine wenig passiv korrigierbare kurze Primärkrümmung über 20 Grad. Bei Knaben überwiegt die Rotation, sehr früh entwickelt sich ein Buckel. Vor dem 10. Lebensjahr ist die Versteifung komplett. Sie haben eine sehr schlechte Prognose. In der günstigeren Verlaufsform dieser Altersgruppe überwiegen Mädchen mit gut korrigierbaren langen Primärkrümmungen unter 20 Grad, hier ist die Prognose günstiger.
Juvenile Formen der Skoliose entstehend zwischen dem 4. und 9. Lebensjahr. Nur maximal 10% der gesamten Skoliosen entstehen in diesem Alter. Die Prognose ist ungünstiger als bei den Adoleszentenformen, Mädchen überwiegen, fast ausschließlich finden sich hier Rechtskonvexitäten an der Brustwirbelsäule.
Die *adoleszente Form* der Skoliose − die größte Gruppe − tritt im vorpubertären Wachstum auf, nach James kurz vor dem 10. Lebensjahr. Mädchen überwiegen. In Abhängigkeit vom Wachstum tritt eine rasche Verschlimmerung ein.

Früh auftretende Skoliosen besitzen also im allgemeinen schlechtere Prognosen. Mit dem puberalen Wachstumsschub verschlechtern sich die Skoliosen in der Regel stark. Nach Verschmelzen der Darmbeinapophyse mit dem Darmbein sistiert die Verschlechterung vorübergehend, sie bleibt auf Dauer denoch nicht aus. Auch beim erwachsenen Skoliotiker nehmen die Krümmungen gleichmäßig 1 bis 2 Grad pro Jahr zu. Dabei ist die Ausgangssituation entscheidend. Bei Krümmungen über 90 Grad nach Cobb ist eine Verschlechterung auch beim Erwachsenen fast obligat. Diese Progredienz geht dann nicht mehr zu Lasten der knöchernen Struktur, sondern ist bedingt durch den vorzeitigen Verschleiß der Bandscheiben und durch asymmetrische Verschmälerung der Zwischenwirbelräume. So entstehen die manchmal desolaten und ästhetisch ungünstigen Zustandsbilder: Dysproportionierter Körperbau mit Verkürzung des Rumpfes, Thoraxdeformierungen, Aufsitzen der Rippen am Beckenkamm. Hinzu kommen Schmerzen und weitere Verschlechterungen der Herz- und Kreislauffunktion. Die pulmonale Hypertension begrenzt die Lebenserwartung. Skoliotiker mit hochgradiger Deformität erleiden außerdem Einbußen in sozialer, familiärer und beruflicher Hinsicht.

Bei der Therapie stehen uns verschiedene Maßnahmen zur Verfügung:

a) Krankengymnastik,
b) Korsettbehandlung,
c) Operation.

Sie alle sollen die vorhandene Fixation beseitigen, korrigierend wirken und schließlich die gewonnene Korrektur halten. Wir setzen sie in Abhängigkeit vom Ausmaß der Krümmung und vom Alter des Patienten ein. Mitberücksichtigt werden muß aber auch die zu erwartende Progredienz. Sie richtet sich nach dem Alter des Auftretens der Skoliose, nach der Form der Krümmung und nach der Schnelligkeit der Krümmungszunahme (rasche Zunahme bedeutet schlechte Prognose).

Krankengymnastische Übungen allein kommen nur in Frage bei Skoliosen unter 30 Grad nach Cobb. Spezielle Übungen, z. B. nach Niederhöffer und Klapp, haben sich bewährt, daneben aber auch allgemeine Muskelkräftigung. Einzelne Übungen reichen nicht aus. Jeder Skoliotiker benötigt ein ganzes Übungsprogramm. Er muß angehalten werden, sein Muskelkorsett zu pflegen, er soll sich auch sportlich

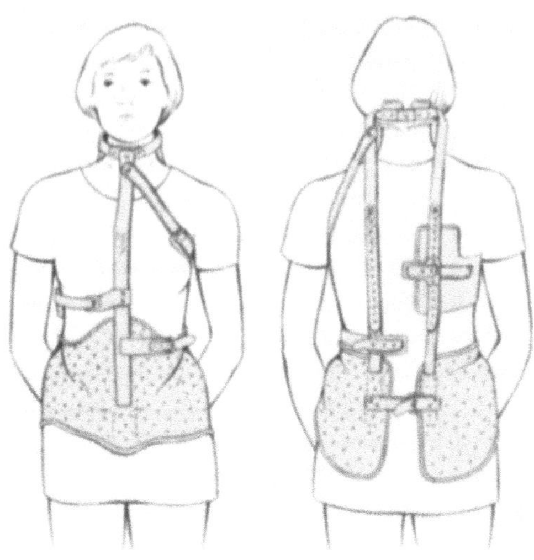

Abb. 53. Milwaukee-Korsett

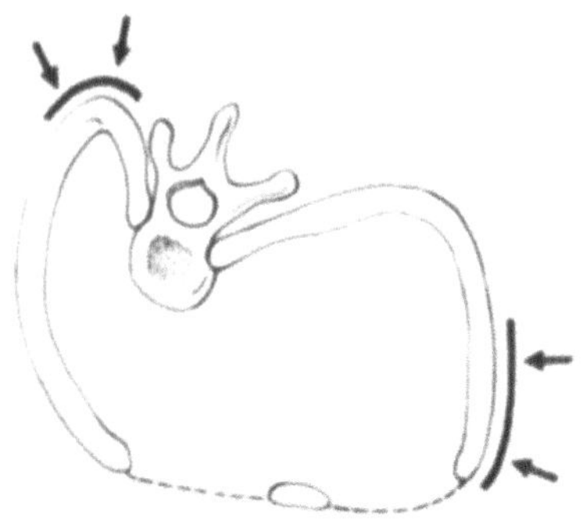

Abb. 54. Wirkung der Rotations-
pelotten des Stagnara-Korsetts

im Rahmen der ihm zur Verfügung stehenden Kräfte (Lungenfunktion!) betätigen.

Bei Ausbiegungen zwischen 30 und 50 Grad wird neben krankengymnastischen Übungen, die im wesentlichen den gleichen Kriterien
folgen wie oben erwähnt, Korsettbehandlung erforderlich. Das Milwaukee-Korsett ist von Blount und Schmidt konstruiert worden
(Abb. 53) und eignet sich vorzüglich zur konservativen Behandlung
der Skoliose. Es besteht aus einem gut anmodellierten Beckenkorb

70

und drei Metallbändern, die dorsal eine Hinterkopfstütze und ventral eine Kehlkopfpelotte tragen ,über die sich das Kinn ständig aktiv aufrichten muß. Zusätzlich querverlaufende Züge in Höhe des Rippenbuckels haben eine derotierende Wirkung. Das Korsett dient also vorwiegend der aktiven Aufrichtung, es wirkt extendierend und derotierend.

Beim Stagnara-Korsett (Abb. 54) ist die extendierende Wirkung geringer, die derotierende Wirkung dagegen gegenüber dem Milwaukee-Korsett günstiger. Es eignet sich vorwiegend bei thoracalen und thoracodorsalen Skoliosen mit Rippenbuckel (Abb. 55).

Die gleiche Indikation besitzt das Cheneau-Korsett. Es hat den Vorteil, mehr Raum für die Atmung zu lassen. Bei lumbalen Skoliosen wird das sogenannte Boston-Brace zu verordnen sein, das ebenfalls nach dem derotierenden Prinzip wirkt. Gelegentlich muß der Korsettbehandlung eine redressierende Behandlung mit Gipsen oder Extensionen zur Gewinnung einer besseren Korrektur vorgeschaltet werden.

Operatives Vorgehen ist bei Ausbiegungen über 50 Grad nach Cobb angezeigt. Das günstigste Alter liegt in der vorpuberalen Phase, also zwischen dem 12. und 14. Lebensjahr. Aber auch bei Älteren

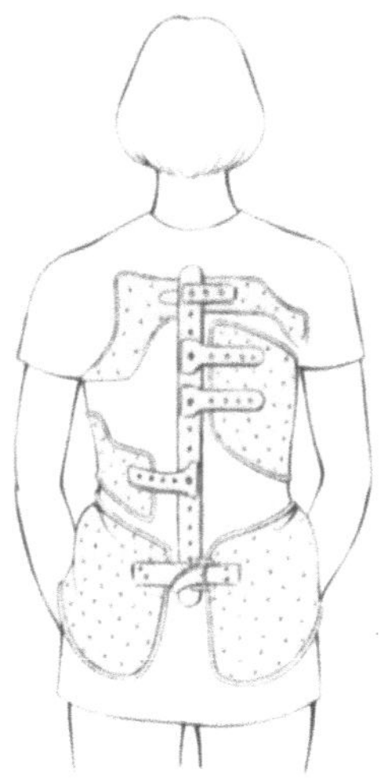

Abb. 55. Stagnara-Korsett von hinten betrachtet

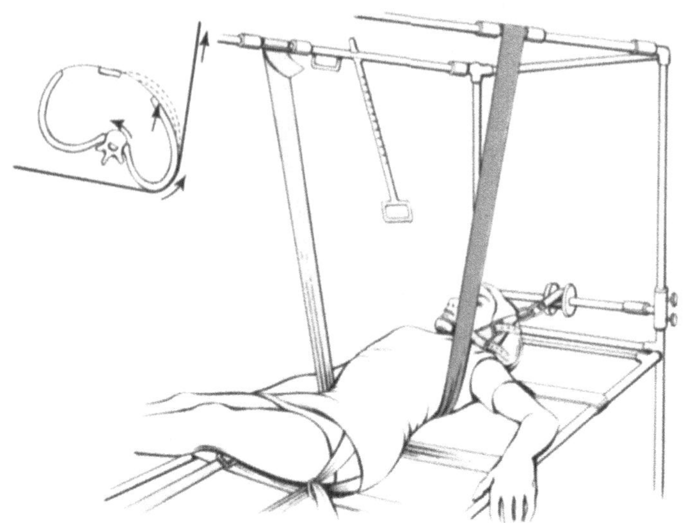

Abb. 56. Lagerung beim Anlegen eines EDF-Gipses

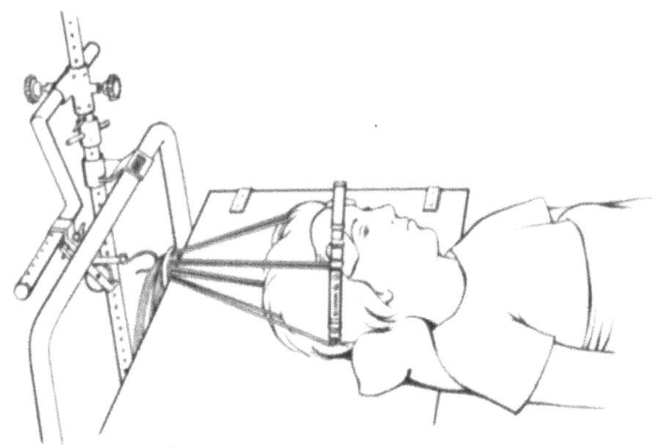

Abb. 57. Lagerung mit Halo-up-Ring

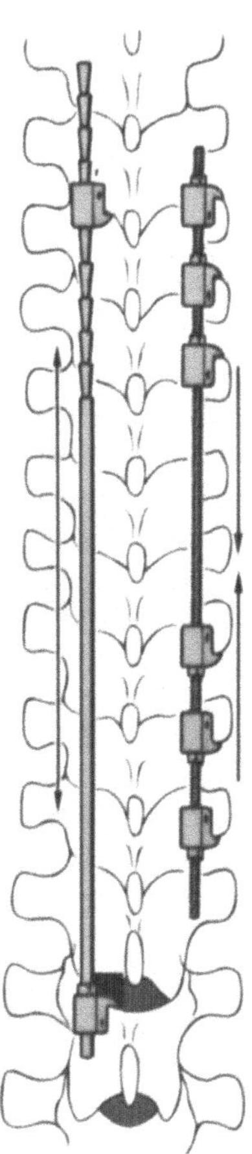

Abb. 58. Wirkung des Distraktions- und
Kompressionsstabes

und Erwachsenen sind unter bestimmten Voraussetzungen —
Schmerzen, die konservativ nicht zu beeinflussen sind, weitere Progredienz, bedrohliche Einschränkungen der Atem- und Herzleistung
— operative Maßahmen angezeigt. Immer wird die Entscheidung zur
Operation durch ästhetische Gesichtspunkte beeinflußt. Man sollte
sich vergegenwärtigen, daß diese bei 12- bis 14-jährigen Mädchen, die
keine Beschwerden durch ihre Skoliose haben, eine dominierende
Rolle spielen.

Vor der Operation wird redressiert. Angezeigt sind Extensionen mit dem Gerät nach Ducroquet oder mit dem Cotrel-Gerät, aber auch mit Gipsverbänden. Der Localizer-Cast nach Risser, der Extensionsquengelgips nach Stagnara und der EDF-Gips (Extension-Derotation-Fixation (Abb. 56) nach Cotrel erbringen gute Wirkung. Bei hochgradigen Verbiegungen sind rein passive Längsextensionen mit der Glissonschlinge, besser mit dem Halo up (Abb. 57) (auch als halo-femoraler oder halo-pelvic-Zug) angezeigt.

Nach ausreichender Korrektur erfolgt der Eingriff. In den meisten Fällen ist die dorsale Sondylodese ausreichend, am zweckmäßigsten mit dem Instrumentarium nach Harrington. Zusätzlich werden gestielte Eigenspäne gebildet und Spongiosa hinzugefügt, die aus dem Beckenkamm gewonnen wird. Diese Methode ist die konsequente Weiterentwicklung der Technik, die von Risser und Hibbs angegeben wurde. Verwendet werden Distraktionsstäbe, die man in der Konkavität, und Kompressionsstäbe, die man in der Konvexität der Krümmung anbringt (Abb. 58). Sie bringen zusätzliche Korrektur. Die Operation ist schwierig, zeigt aber gute Erfolge. Komplikationen sind nicht selten. Bei lumbalen und dorsolumbalen Skoliosen und bei Defekten der Bogenanteile sind ventrale Techniken, z. B. nach Zielke und Dwyer angezeigt (Abb. 59).

Die Therapie myopathischer und neuropathischer Skoliosen wirft ähnliche Probleme wie die der idiopathischen Skoliose auf. Sie folgt gleichen Gesichtspunkten. Meistens ist hier die Prognose ungünstiger. Vor allem neuropathische Skoliosen zeigen auch beim Erwachsenen eine gleichmäßige Progredienz.

Unter den osteochondropathischen Skoliosen ist neben den angeborenen die Neurofibromatose (Recklinghausen) besonders erwähnenswert (Abb. 60). Bei ihr scheint eine besondere Knochenweichheit vorzuliegen, Jentschura spricht von einer Minderwertigkeit der mesodermalen Wirbelsäulenanlage. Sie entsteht unter dem Einfluß postnataler endokriner Störungen. Neben milchkaffeebraunen Flekken, den Naevi und Fibromen gehört die Skoliose zum Krankheitsbild. Sie ist immer mit einer Kyphose vergesellschaftet. Sie hat eine schlechte Prognose, exazerbiert in der Pubertät und wird so stark, daß Querschnittslähmungen auftreten können, besonders begünstigt durch die vorhandene Kyphose. Frühbehandlung ist erforderlich, die Therapie aber sehr schwierig. Mit der dorsalen Spondylodese kommt

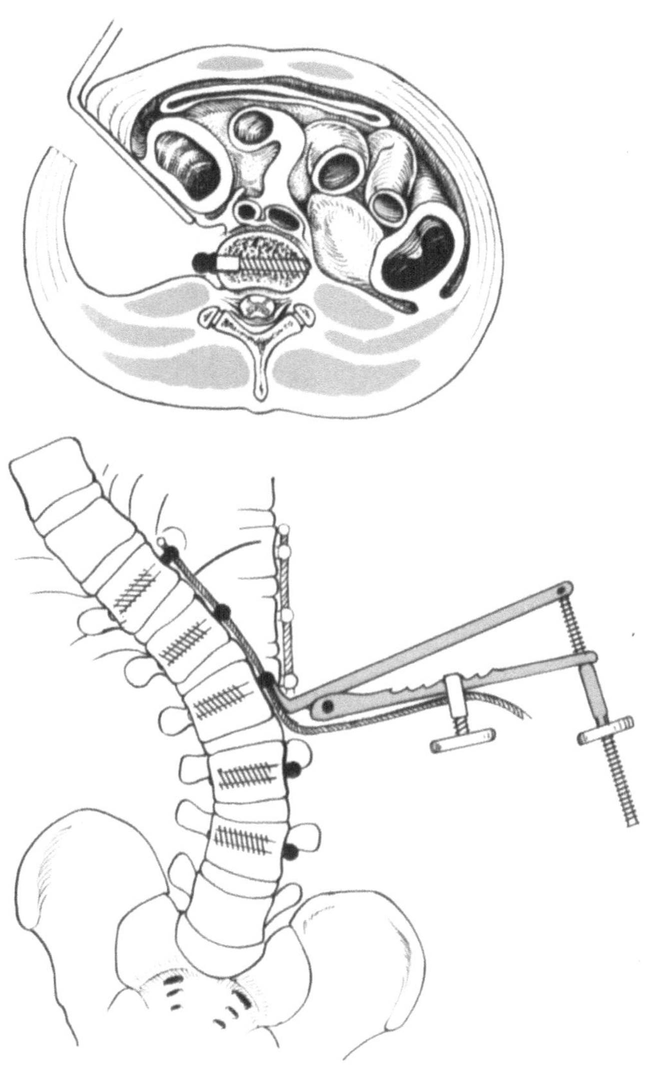

Abb. 59. Operation nach Dwyer

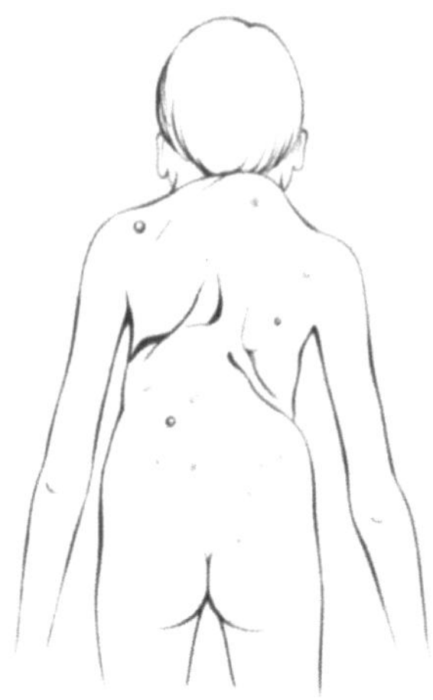

Abb. 60. Neurofibromatose (Recklinghausen)

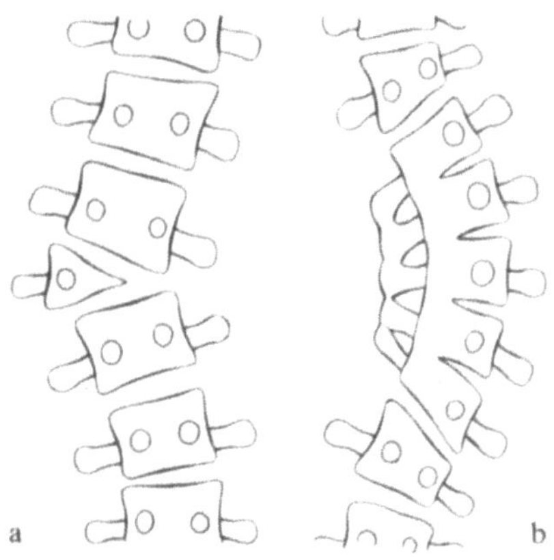

Abb. 61. Formen angeborener Skoliose: a seitlicher Keilwirbel, b einseitige laterale Synostose

man wegen der vorhandenen Kyphose selten aus, so daß häufig von ventral her versteift werden muß.

Kongenitale Skoliosen entstehen durch Mißbildungen an Wirbeln und Rippen. Paravertebrale Rippensynostosen besitzen im allgemei-

nen eine günstige Prognose. Auch komplette Blockwirbel (Segmentationsfehler, Abb. 61) ohne unterschiedliche Wachstumspotenz halten die einmal angenommene Angulation während der ganzen Wachstumsperiode und haben keine Neigung zur Verschlechterung. Vordere Segmentationsfehler führen zu einer Kyphose mit mehr oder weniger Seitausbiegung, dorsale zu einer osteogenen Lordose. Die ungünstigste Form ist die Blockbildung an der Bogenwurzel mit einseitiger Synostose: Sie hat den Effekt einer Epiphysiodese, an der Konvexität bleibt das Wachstum erhalten, es tritt immer eine Verschlechterung ein. Bei Halbwirbeln ist die Prognose abhängig von der Wachstumspotenz und vom Verhalten der Nachbarschaft. Verschmelzungen mit Nachbarwirbeln sind möglich. Bei erhaltenem Ossifikationspotential der Halbwirbel wird die Skoliose bei weiterem Wachstum zunehmen, bei vermindertem ist die Prognose günstiger. Auch Wirbelaplasien können Ursachen für eine Skoliose sein. Mischformen kommen vor. Entscheidend für die Prognose und Therapie sind Mitbeteiligung anderer Organe, z. B. des Rückenmarks (am häufigsten Diastematomyelie, Teilung des Rückenmarks), der Nieren, des Herzens und der Mediastinalgefäße.
Durch konservative Behandlung ist die Mißbildungsskoliose im allgemeinen nur wenig zu beeinflussen. Dagegen kann die angeborene Skoliose im Gegensatz zur idiopathischen Skoliose schon vor dem 10. Lebensjahr operiert werden. Man versucht, auf der konvexen Seite einen Stillstand des Wachstums zu bewirken. Der Versteifungsbezirk bezieht ich also nur auf die Segmente, in denen die Mißbildungen vorliegen.

10 Degenerative Wirbelsäulenveränderungen und spondylogene Syndrome

W. Heipertz und E. Schmitt

10.1 Spondylosis deformans und Spondylarthrosis deformans

Die Wirbelsäule weist schon frühzeitig degenerative Veränderungen auf. Sie werden in ihrer Häufigkeit nur von der Kniegelenksarthrose übertroffen. So können regressive Veränderungen am Zwischenwirbelgewebe bereits im Kindesalter beobachtet werden. Das Bandscheibengewebe mit den angrenzenden Knorpelflächen, der Gelenkknorpel der Bogengelenke sowie die gleichfalls von degenerativen Veränderungen betroffenen Bänder gehören zum bradytrophen Gewebe, das beim Erwachsenen nicht mehr durch Gefäße versorgt wird und dessen Regenerationsfähigkeit deshalb geringer ist.

Für einen vorzeitigen Verschleiß, der über die physiologischen Alterungsprozesse hinausgeht, werden endogene und exogene Faktoren verantwortlich gemacht. Im Zwischenwirbelgewebe sind nicht selten pränatale Entwicklungsstörungen verblieben, die eine konstitutionelle Schwäche bedingen. Im Einzelfall kommen besondere statische und funktionsmechanische Bedingungen hinzu, die vermehrte Anforderungen an das Zwischenwirbelgewebe und an das Achsenorgan als Ganzes stellen.

Degenerative Wirbelsäulenveränderungen werden durch ungünstige Einflüsse der Zivilisation mit überwiegend statischer Belastung des Stützorganes in der Senkrechten, mit Erschütterungen und unphysiologischen Bewegungen sowie durch Bewegungsmangel gefördert. Auch statische Beeinträchtigungen infolge von Verletzungen oder nach entzündlichen Knochenprozessen führen zu verstärkten degenerativen Veränderungen. Daß sich speziell an der Halswirbelsäule schon im 2. Lebensjahrzehnt degenerative Prozesse abspielen können, wird auf die große Beweglichkeit dieses Wirbelsäulenabschnittes zurückgeführt.

Pathologische Anatomie

Die *Spondylosis deformans* (Abb. 62) ist die häufigste Erkrankung der Wirbelsäule. Sie kommt durch eine Abtrennung des Faserrings von der Randleiste zustande. In der Regel ereignet sich dieser Prozeß vorn und seitlich an den Wirbelkörpern, seltener rückwärts in Richtung Wirbelkanal. Als Antwort entsteht eine zunächst knorpelige, später verknöchernde Wucherung, sogenannte Osteophyten. Sie können sich langsam so weit vergrößern, daß sie von kranial und kaudal her den Zwischenwirbelraum überbrücken und damit zur knöchernen Versteifung führen. Die Häufigkeit der Spondylosis de-

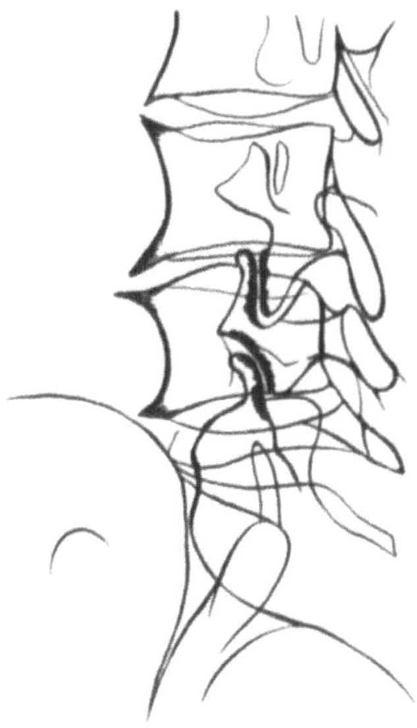

Abb. 62. Spondylosis deformans (Ausziehungen an den vorderen Wirbelkörperkanten verbunden mit degenerativen Veränderungen im Zwischenwirbelraum) und Spondylarthrosis deformans (degenerative Veränderungen der kleinen Wirbelgelenke). Zeichnung nach einer Schrägaufnahme der Lendenwirbelsäule

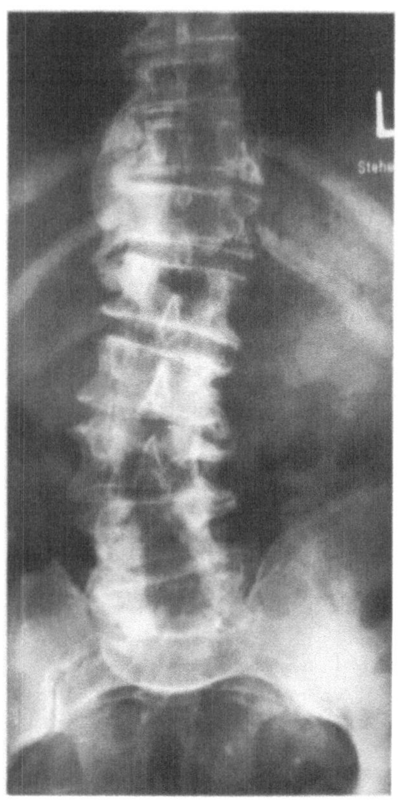

Abb. 63. Röntgenaufnahme der Lendenwirbelsäule eines 65 Jahre alten Patienten mit hyperostosierender Spondylosis deformans (M. Forrestier): ausgeprägte Randzacken- und Spangenbildungen

formans nimmt mit dem Alter zu, man beobachtet sie z. B. bei Männern im 6. Lebensjahrzehnt zu über 90%, bei Frauen zu knapp 85%. Eine besondere Form der Spondylose stellt die senile ankylosierende Hyperostose (Morbus Forrestier, Abb. 63) dar. Sie muß von der Spondylarthritis ankylosans abgegrenzt werden. Beim Morbus Forrestier werden multiple Spangenbildungen gesehen, die vor allem an der Brustwirbelsäule mächtig ausgeprägt sind und mit großbogiger Ankylosierung der Wirbelsäule einhergehen. Schmerzen und Arbeitsbehinderung sind verhältnismäßig geringfügig. Besonders häufig sind Patienten mit Diabetes mellitus betroffen.

Als Spondylarthrosis deformans werden degenerative Veränderungen an den kleinen Wirbelgelenken bezeichnet (Abb. 62).

Die *Chondrosis disci intervertebralis* (Abb. 64) entsteht durch Alterung des Bandscheibenknorpels: Man beobachtet eine Austrocknung mit Rissen und Spalten im Nucleus pulposus und Anulus fibrosus. Gelegentlich bilden sich Discussequester. Eine Höhenabnahme des Zwischenwirbelraumes ist die Folge. Oft verschlimmert sich diese Chondrosis bis zur Osteochondrosis intervertebralis. Nachdem das Druckverteilungssystem der Bandscheibe zerstört wurde, reagieren die benachbarten Deck- bzw. Grundplatten der Wirbelkröper mit

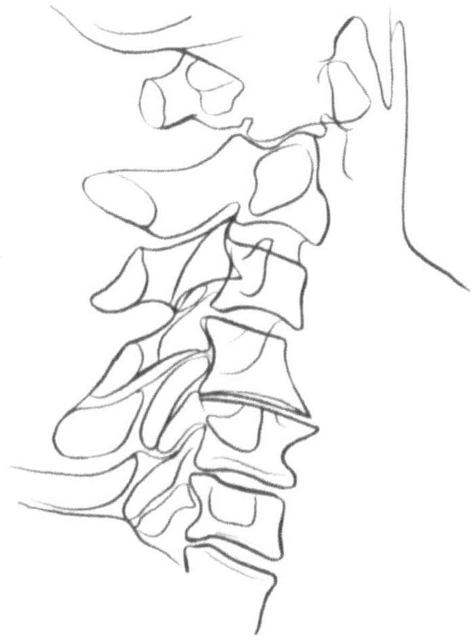

Abb. 64. Osteochondrose der Halswirbelsäule (nach seitlicher Röntgenaufnahme) mit Verschmälerung des Zwischenwirbelraumes und Sklerosierung der Wirbelkörperabschlußplatten, sowie spondylotischen Ausziehungen der vorderen und hinteren Wirbelkanten; Kyphosierung und Bewegungseinschränkung der mittleren HWS

Randzacken und Sklerose. Die Osteochondrosis intervertebralis kann Ursache für eine Pseudospondylolisthesis darstellen. Es handelt sich hier um eine Wirbelverschiebung nach vorn bei Abflachung des Winkels zwischen Wirbelbogenwurzel und Gelenkfortsatz. Stets ist ein Verschleiß der Wirbelbogengelenke vorhanden.

An der Halswirbelsäule gewinnt die Osteochondrosis intervertebralis eine besondere Bedeutung: Bei einer Verschmälerung des Zwischenwirbelabstandes entwickeln sich Randwülste an den Hakenfortsätzen (Abb. 64 u. 68). Diese können eine Einengung des Foramen intervertebrale bedingen und damit neurologische Symptome an den oberen Extremitäten verursachen. Sie sind aber auch in der Lage, die Arteria vertebralis in ihrem Verlauf zu beeinträchtigen (Abb. 69). Offenbar ist es nicht erforderlich, daß das Gefäß selbst eingeengt wird, es genügt schon eine Alteration des sympathischen Geflechtes, das die Vertebralis begleitet (Uncovertebralarthrose, Abb. 67).

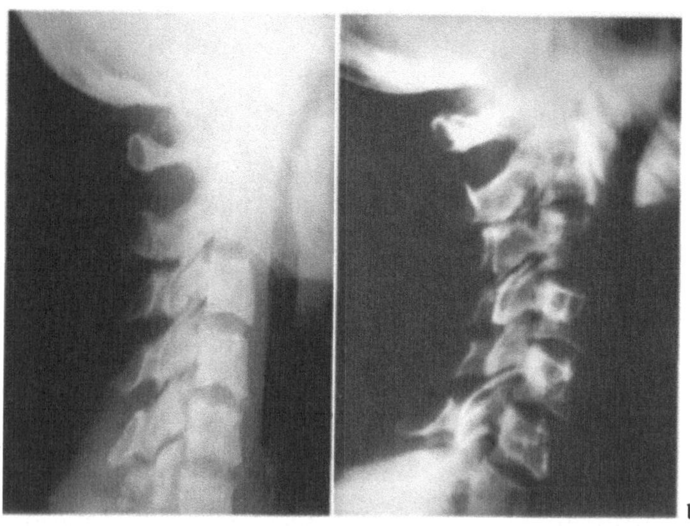

Abb. 65 a u. b. Seitliche Röntgenaufnahme der Halswirbelsäule eines 36jährigen Mannes mit Streckhaltung nach Schleudertrauma (a) und Wiederherstellung der Halslordose nach Abheilung (b) bei unfallunabhängigen degenerativen Veränderungen im unteren HWS-Abschnitt

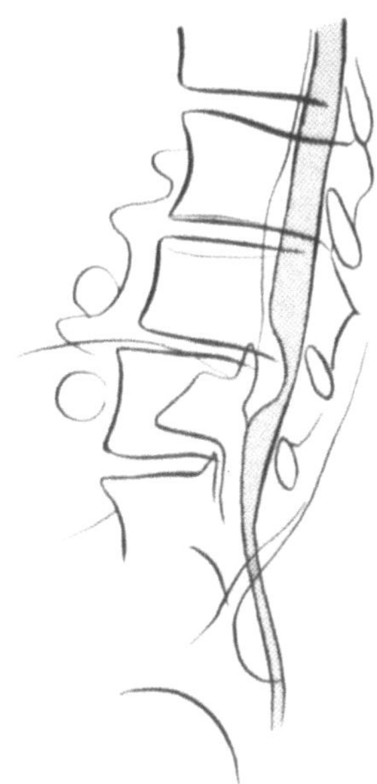

Abb. 66. Nachweis einer Nucleus-pulposus-Hernie L 4/L 5 durch Myelographie (Kontrastdarstellung des Rückenmarkskanals); die Einengung des Schattens entspricht dem vorgedrungenen Bandscheibengewebe. Zeichnung nach einer seitlichen Röntgenaufnahme

Der Verschleiß von Bandscheibengewebe kann schließlich infolge Verminderung der Spannung des Bandapparates durch Höhenminderung des Zwischenwirbelraumes zu einer Lockerung des Bewegungssegmentes führen. In anderen Fällen findet sich eine Lockerung an den osteochondrotisch veränderten fixierten Abschnitten des benachbarten Segmentes.

Die *Protrusion* (Abb. 71) des Bandscheibengewebes entsteht im Rahmen einer beginnenden Chondrosis intervertebralis: Bei Lockerung des inneren Bandscheibengefüges kann es je nach Belastung und Flüssigkeitsgehalt des Bandscheibengewebes zu Vorwölbungen der Vorder-, Seiten- und Rückflächen kommen. Schmerzen treten auf, wenn sich die Bandscheibenrückwand vorwölbt und dadurch wechselnde, aber spürbare Druckerscheinungen auf die Nervenwurzeln entstehen. Die Protrusio ist oft Vorläufer eines Prolapses. Zu einem

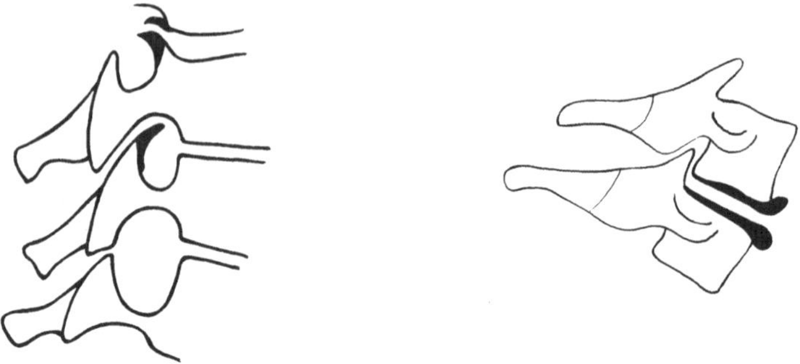

Abb. 67 *(links)*. Uncovertebralarthrose und Spondylarthrose

Abb. 68 *(rechts)*. Osteochondrosis intervertebralis mit Verschmälerung, Sklerose der Deck- und Grundplatte und ventralen Randwülsten

Bandscheibenvorfall oder einem Gallertkernvorfall kommt es aber erst nach Aufbruch bzw. Zerreißung der Faserringschichten. Protrusio und Bandscheibenvorfall entstehen zu 95% in den Bandscheibenräumen L 4/5 und L 5/S1, die übrigen Bandscheibenvorfälle ereignen sich an der unteren Halswirbelsäule und oberen Brustwirbelsäule.

Als *Spondylarthrosis* werden degenerative Veränderungen der Kleinen Wirbelgelenke (Bogengelenke) bezeichnet (Arthrosis articulationis arcus vertebrae) (Abb. 62 u. 76). Der Verschleißprozeß gleicht den entsprechenden pathologischen Veränderungen der Extremitätengelenke: Der Knorpel verliert sein Wasserbindungsvermögen, er wird unelastisch, die Fasern werden sichtbar, der Knorpel wird abgerieben. Reaktiv entsteht eine Sklerose der Spongiosa, es entwickeln sich knöcherne Gelenkrandzacken, ja sogar freie Gelenkkörper sind möglich. Der im Wirbelbogengelenk normalerweise vorhandene Meniskus kann sich ganz oder teilweise ablösen und durch Einklemmung eine schmerzhafte Bewegungssperre hervorrufen (s. hierzu aber auch Kap. 16). Randzacken dieser Gelenkarthrosen können den Vertebralkanal einengen, im oberen Teil der Halswirbelsäule besteht die Gefahr der Einengung der Arteria vertebralis von seitlich hinten. Die Abgrenzung der Beschwerden durch Arthrosen der Bogengelenke gegenüber diskogenen Schmerzzuständen ist äußerst schwierig.

Der *Morbus Baastrup* (Osteochondrosis interspinosa, Abb. 77) ist
durch eine gelenkartige, chronisch degenerative Veränderung zwischen den Dornfortsätzen gekennzeichnet. Er kommt bevorzugt an
der Lendenwirbelsäule vor.

10.2 Posttraumatische degenerative Wirbelsäulenveränderung

Die degenerativen Wirbelsäulenveränderungen im Sinne der *Spondylosis und Spondylarthrosis deformans* sind — wie oben ausgeführt
— in der Regel schicksalsmäßig aufzufassen; nur ausnahmsweise
werden sie durch ein adäquates Trauma verursacht bzw. mitverur-
sacht oder verschlimmert. Traumatisch verursachte isolierte *Band-
scheibenschäden* sind ebenfalls selten; ihre Annahme setzt geeignete
Gewalteinwirkung und entsprechende akute Beschwerden voraus.
Äußere Gewalteinwirkungen führen eher zu kombinierten Wirbelsäulenverletzungen von Wirbelkörper *und* Zwischenwirbelgewebe
(s. Kap. 16). Diese verursachen sofort heftige klinische Erscheinungen und führen in der Folge zu umschriebener Osteophytenbildung,
die dann mit Recht als *Spondylosis deformans traumatica* bezeichnet
wird. Voraussetzung für die Anerkennung als Unfallfolge ist ein un-
auffälliger Vorbefund, sowie beginnende Randzackenbildung im betroffenen Segment innerhalb einiger Monate nach dem Unfallge-
schehen.
Umgekehrt ist der Zusammenhang einer die ganze Wirbelsäule be-
treffenden Spondylosis deformans mit einer einmaligen Gewalteinwirkung noch nie nachgewiesen worden (Junghanns), und nur im
Ausnahmefall läßt sie sich als Folge einer langzeitigen statischen
Fehlbelastung und Fehlfunktion deuten — so bei jungen Menschen,
bei denen der Unfall auch eine erhebliche Beeinträchtigung der Statik mit sich gebracht hat.
Der Unfallzusammenhang einer *Osteoporose* der Wirbelsäule, die
sich im Anschluß an ein Trauma allmählich einstellt, bedarf kritischer
Prüfung. Die *Kümmellsche Krankheit* besteht in Strukturstörungen
und Erniedrigung eines Wirbelkörpers. Diese Veränderungen werden zurückgeführt auf eine (Ermüdungs-)Fraktur, eine dem Sudeck-
Syndrom ähnliche Gewebsdystrophie, eine übergangene oder fehlbe-
handelte Fissur, eine Durchblutungsstörung als Folge einmaliger

bzw. chronischer Traumatisierung oder auch eine unerkannt gebliebene Infektion. Dagegen wurde das Sudeck-Syndrom mit typisch fleckförmiger Knochenentkalkung an der Wirbelsäule nicht beobachtet.

In der *Begutachtungspraxis* sind Röntgenserien und neurologische Befunde oft unerläßlich. Nach Wirbelsäulenverletzungen werden neben segmentalen Beschwerden häufig auch Allgemeinstörungen vorgebracht, wie Erregbarkeit, Schwitzen, Kopfschmerzen, Übelsein und Abgeschlagenheit — offensichtlich vegetativ gesteuerte Beschwerden, die nicht einfach als Übertreibung abgetan, sondern in Zusammenarbeit zwischen Traumatologen und Neurologen geklärt werden sollten.

10.3 Prophylaxe und Therapie degenerativer Wirbelsäulenerkrankungen

Gezielte therapeutische Maßnahmen gegen die degenerativen Wirbelsäulenveränderungen selbst sind nicht bekannt. Mit Rücksicht darauf, daß Zivilisationsschäden und insbesondere Bewegungsmangel für einen *vorzeitigen Verschleiß* mitverantwortlich zu machen sind, ist jedoch die Annahme berechtigt, daß eine entsprechende Lebensweise, vor allem körperliche Aktivität, der Vorbeugung dient. Zur *Prophylaxe* gehört auch die Verhütung und die rechtzeitige Beseitigung von Fehlformen der Wirbelsäule, eine Berufswahl, die etwaiger Insuffizienz der Wirbelsäule Rechnung trägt, sowie die Vermeidung ungünstiger Belastungen, wie sie beispielsweise die schlechte oder ununterbrochene Sitzhaltung in Schule und Beruf darstellt. Besonders günstig unter den Bewegungsformen sind Schwimmen und Reiten. Durch sportliche Lebensführung, die für eine leistungsfähige Muskulatur und für eine gute Gewebsdurchblutung Voraussetzung ist, läßt sich ein befriedigender Zustand erhalten.

10.4 Spondylogene Syndrome

Hierbei handelt es sich um Gruppen subjektiver und objektiver Störungen, die von den einzelnen Wirbelsäulenabschnitten ausgehen. Differentialdiagnostisch sind solche Symptome abzutrennen, die posttraumatisch durch Entzündungen, Tumore und angeborene Fehlbildungen entstehen oder durch Stoffwechselstörungen verursacht werden.

10.4.1 Zervikalsyndrom

Die Halswirbelsäule unterscheidet sich nach dem Bau der Einzelelemente und ihrer Gesamtfunktion von den übrigen Wirbelsäulenabschnitten. Diese Unterschiede drücken sich auch im klinischen Bild des Zervikalsyndroms aus. Protrusionen und Bandscheibenvorfälle sind an der Halswirbelsäule selten, es überwiegt die Osteochondrosis intervertebralis und in deren Gefolge die Uncovertebralarthrose. Bei einer Arthrosis deformans der Bogengelenke der Halswirbelsäule (Spondylarthrosis) entwickeln sich ebenfalls Randwülste, die das Zwischenwirbelloch von hinten her einengen können und so wie die Uncusrandwülste motorische, sensible oder sympathische Fasern, die hier austreten, zu beeinträchtigen vermögen. Die Bogengelenke der Halswirbelsäule blockieren außerdem oft. Das gilt insbesondere für die Verbindungen Hinterhaupt/C 1 und C 1/C 2. Diese Gelenke sind zudem für die Orientierung im Raum von größter Bedeutung (s. hierzu auch Kap. 16).
In den Foramina costotransversalia steigt die Arteria vertebralis als Ast der A. subklavia zum Hinterhauptsloch auf (Abb. 69). Die erwähnten Randwülste sind in der Lage, auch diese Arterie einzuengen oder deren sympathisches Begleitgeflecht zu stören.
Aus diesen pathologischen Veränderungen sind folgende klinische Bilder ableitbar:

a) Nackenschmerzen. Sie können akut auftreten oder sich allmählich entwickeln. Nach einer abrupten Bewegung oder innerhalb weniger Stunden kommt es zu lebhaften Schmerzen am Nacken, teilweise in den Hinterkopf ausstrahlend, zu einer Einschränkung oder gar Aufhebung der Beweglichkeit mit Zwangshaltung des Kopfes, auch als

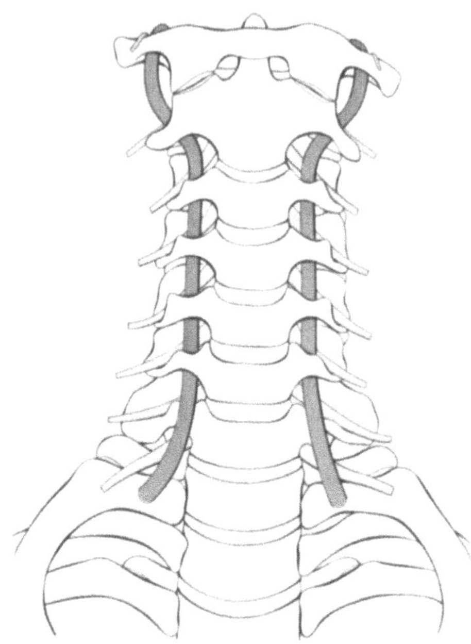

Abb. 69. Verlauf der Arteria vertebralis an der Halswirbelsäule

„akuter Schiefhals" bezeichnet. Die Muskulatur des Nackens ist schmerzhaft verspannt, am Hinterkopf, den Ansatzgebieten dieser Muskelgruppen, können lebhafte Druckschmerzen ausgelöst werden. Solche Zustände werden oft durch Gelenkblockierungen verursacht, aber auch reflektorisch durch eine Beeinträchtigung des Ramus dorsalis der Spinalwurzeln.

b) Schulter-Arm-Schmerzen. Führendes Symptom ist der Schmerz, der vom Nacken durch die Schulter und den Arm bis in die Fingerspitzen zieht. Bei Beeinträchtigung sensibler oder motorischer Fasern der zervikalen Wurzel bestehen — in Abhängigkeit von der Lokalisation — sensible Störungen oder Lähmungen. Die kleinen Handmuskeln sind dabei besonders betroffen. Eine subtile neurologische Untersuchung ist erforderlich.
Schwieriger ist die Interpretation der Krankheitsbilder, die durch

Störungen des Sympathikus hervorgerufen werden. So wird die Auffassung vertreten, daß die Periarthritis humeroscapularis, die Epicondylitis radialis und ulnaris, die Styloiditis radii, ja sogar die Dupuytrensche Kontraktur und das Sudeck-Syndrom durch degenerative Prozesse der Halswirbelsäule ausgelöst werden.

Frauen leiden sehr viel häufiger als Männer unter einem „Zervikalsyndrom". Zu den Krankheitsursachen dieser Gruppe gehören aber offensichtlich nicht nur Belastung durch körperliche Anforderungen usw., sondern auch erhöhter Tonus und Verspannungen der Muskulatur in Streßsituationen, so daß sie ebenso wie andere spondylogene Syndrome eine psychosomatische Erkrankung darstellen und entsprechender Behandlung zugänglich sein können. Für den Erfolg der Therapie ist die Erkenntnis solcher Zusammenhänge von großer Bedeutung.

c) Kopfschmerzen. Kopfschmerzen treten im Rahmen des Zervikalsyndroms sehr oft auf. Bei der Occipitalis-Neuralgie bestehen Schmerzen am Hinterkopf, bis zum Scheitel reichend, Druckempfindlichkeit der Nervenaustrittspunkte und sensible Ausfälle am Hinterkopf. Die zervikale Migräne entwickelt sich bei Beeinträchtigung der Arteria vertebralis mit anfallsartigem Halbseitenkopfschmerz, Hypersensibilität der Kopfhaut, Flimmern vor den Augen, Brechneigung und halbseitigen Hörstörungen. Auch synkopale Anfälle sollen durch degenerative Veränderungen der Halswirbelsäule ausgelöst werden (Schulte). Ob Innenohrschwindel und akuter Hörsturz auf die gleichen Prozesse zurückzuführen sind, ist nicht endgültig erwiesen.

d) Organschmerzen. Durch Degeneration an der Halswirbelsäule schließlich können Organschmerzen verursacht sein: Auf sympathischem Wege gibt es Zusammenhänge zwischen zervikalen Veränderungen und pektanginösen Beschwerden.

Diese Vielzahl von Symptomen erfordert eine exakte differentialdiagnostische Abklärung. Entzündliche, tumoröse, maligne Prozesse müssen ausgeschlossen werden. Bei uneindeutigen Kopfsymptomen sind Neurologen, Hals-Nasen-Ohrenärzte oder Augenärzte zu konsultieren, bei Störungen der Organtätigkeit der Internist. Von degenerativen Prozessen sind auch statische Störungen abzugrenzen. Bezüglich ihres Baues und ihrer Lokalisation ist die Halswirbelsäule einer besonderen Beanspruchung ausgesetzt. Sie trägt nicht nur den schweren Kopf, sondern dient auch den Schultergürteln als Aufhängung. Oft wird die Halswirbelsäule zur Kompensation einer fixierten Brustkyphose herangezogen. Statische Überforderung führt zur muskulären Dekompensation, die ebenfalls ein dem Zervikalsyndrom ähnliches Bild verursacht.

Die Therapie des Zervikalsyndroms bleibt, versucht man sie kausal zu betreiben, unbefriedigend. Gegen degenerative Veränderungen sind therapeutische Maßnahmen unwirksam. Die Folgestörungen aber (muskulärer Hartspann, Myogelosen, Neuralgien, Bewegungseinschränkungen) lassen sich beeinflussen. Bei akuten Beschwerden empfiehlt sich vorübergehende Ruhigstellung mit einem SchanzVerband; es sind Antiphlogistika und Muskelrelaxantien angezeigt. Bei chronischen Krankheitsbildern richtet sich die Therapie nach dem führenden klinischen Symptom. Neuralgische Beschwerden lassen sich medikamentös, aber auch durch Stangerbäder, Zweizellenbäder, Bindegewebsmassagen und Kurzwellenlängsdurchflutungen bessern. Muskelauflockernde Maßnahmen (Fango, Massage, Unterwassermassage, medikamentöse Muskelrelaxantien und örtliche Injektionen) sind beim Hartspann angezeigt. Wichtig ist Krankengymnastik. Gut trainierte Muskulatur vermag ein gestörtes Segment zu kompensieren, sie wird weniger schnell gegenüber einer Störung anfällig sein. Gelenkblockierungen erfordern manuelle Therapie (s. Kap. 16). Extensionen mit der Glissonschlinge sollen durch milden Zug die Foramina weiten. Sie dürfen nie mit höherem Gewicht als dem Kopfgewicht ausgeführt werden. Auch auf die Zugrichtung ist zu achten. Bei einer Kyphose der Brustwirbelsäule darf sie nicht senkrecht nach oben erfolgen. Die Lordose der Halswirbelsäule wird sonst verstärkt, die Beschwerden nehmen zu. Beim Vertebralis-Syndrom ist die Schlinge nicht angezeigt.

Bei Bewegungsschmerzen oder nachgewiesener Instabilität muß man stabilisierende Maßnahmen erwägen: Will man konservativ bleiben, verordnet man eine Kopfstütze. Eine interne Fixation ist operativ durch eine ventrale Spondylodese (Cloward, intracorporale Verblokkung) zu erreichen.

10.4.2 Thorakale Syndrome

Grundsätzlich sind an der Brustwirbelsäule die gleichen pathologischen Prozesse möglich, wie oben beschrieben. Es kommen Protrusionen und Bandscheibenvorfälle vor, am häufigsten tritt aber die Spondylosis deformans auf. Wenn sie sich gleich in Serie und in mehreren benachbarten Segmenten entwickelt, resultiert daraus eine fixierte Kyphose. Analog zu den Verschleißerscheinungen der Bogengelenke können auch Arthrosen der Kostotransversalgelenke auftreten, die als Ursache erheblicher Beschwerden anzusehen sind. Auch kommen hier Blockierungen vor (s. auch Kap. 16 sowie Abb. 70).

Klinisch imponieren Interkostalneuralgien bei großen Vorfällen, kommen allerdings selten bei Querschnittslähmungen vor. Gelegentlich sind aber auch Fernschmerzen an inneren Organen zu beobachten. Differentialdiagnostisch ist dann ein Herzinfarkt auszuschließen. Die Therapie ist vergleichbar mit der des Zervikalsyndroms. Man behandelt symptomatisch antineuralgisch, muskelauflockernd mit manueller Therapie und krankengymnastisch.

An der Brustwirbelsäule kommen aber sehr häufig auch myostatische Beschwerden vor. Das Thoraxaufsatzsyndrom nach Brugger äußert sich in Schmerzen, die unter kyphotischer Haltung in den Thorax, insbesondere in die Brustbeinregion projiziert werden. Auch die Brustbein-Schlüsselbein-Gelenke sind schmerzhaft, ohne Zeichen einer entzündlichen Veränderung. Muskeltraining, Schwimmen, Wechsel der Körperhaltung nach längerem Sitzen sind hier die beste Therapie.

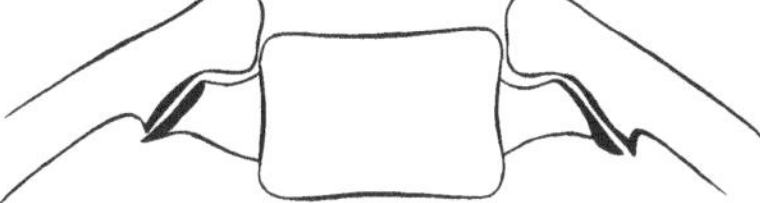

Abb. 70. Arthrose der Kostotransversalgelenke

10.4.3 Lumbalsyndrom

Das klinische Bild ist abhängig von der Art und dem Sitz des degenerativen Prozesses. Bandscheibenvorfälle (Abb. 71) (zu 95% bei L 4/5 und L 5/S 1 und nach dorsal-lateral) verursachen ein Wurzelreizsyndrom: Klinisch bestehen neben einem Hartspann der Lendenmuskulatur eine Bewegungseinschränkung und Zwangshaltung. Hinzu kommt der neurologische Symptomenkomplex: Positives Laséguesches Zeichen, Sensibilitätsstörungen, Reflexdifferenzen, Lähmungen. Aus der Art und Lokalisation der Ausfälle ist auf die Höhe

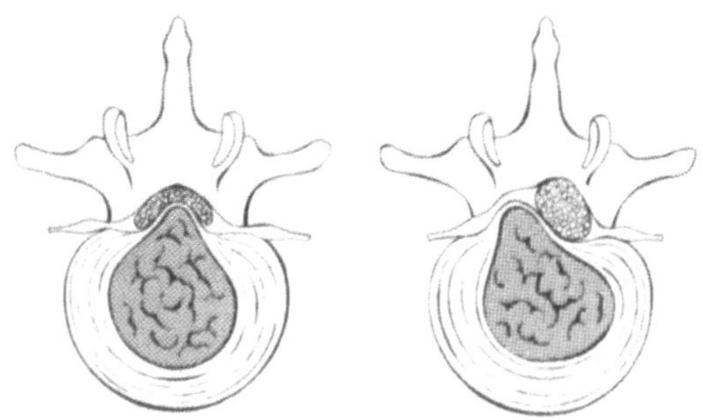

Abb. 71. Dorsomedialer und dorsolateraler lumbaler Bandscheibenvorfall

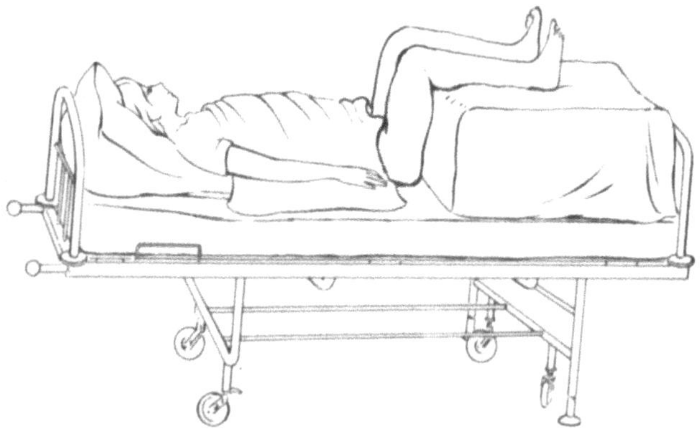

Abb. 72. Stufenbettlagerung bei der Therapie des lumbalen Bandscheibenvorfalles

des geschädigten Segmentes zu schließen. Röntgen-Standardaufnahmen ergeben keinen eindeutigen Hinweis. Im Zweifelsfalle muß eine Radikolographie oder ein Computertomogramm angefertigt werden.

Ein medialer Prolaps geht mit ausstahlenden Schmerzen in beide Beine und entsprechenden sensiblen Ausfällen, insbesondere aber mit Blasen- und Mastdarmstörungen einher.

Nur beim medialen Prolaps mit doppelseitiger Symptomatik besteht eine absolute und sofortige Operationsindikation, da Blasen- und Mastdarmstörungen irreversibel sind. Bei allen anderen Vorfällen ist zunächst konservatives Vorgehen gerechtfertigt. In vielen Fällen bessert sich die Situation entscheidend, wenn das Begleitödem der Wurzel sich zurückbildet. Die Behandlung kann in drei Abschnitte gegliedert werden: Während der ersten Phase liegt der Patient möglichst im Stufenbett (Abb. 72). Hierbei wird die Lendenwirbelsäule kyphosiert, die Foramina intervertebralia erweitern sich. Zusätzlich sind Antiphlogistika, unter Umständen Sedativa angebracht. Wird der Patient in wenigen Tagen beschwerdefrei, kann zum zweiten Behandlungsabschnitt übergegangen werden. Jetzt ist Muskelauflockerung angezeigt. Fangopackungen, Kurzwellenbestrahlungen, Massagen, Unterwassermassagen lösen den muskulären Hartspann. Bei einem großen Prolaps wird durch Wärmeanwendungen das klinische Bild verschlechtert (Ödem im Foramen intervertebrale?). Der dritte Abschnitt dient der Remobilisierung: Unter Fortführung muskelauflockernder Maßnahmen wird der Patient krankengymnastisch be-

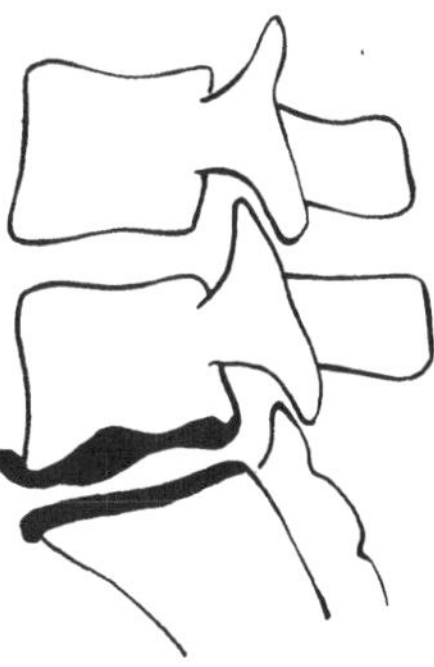

Abb. 73. Osteochondrosis intervertebralis L 5/S 1

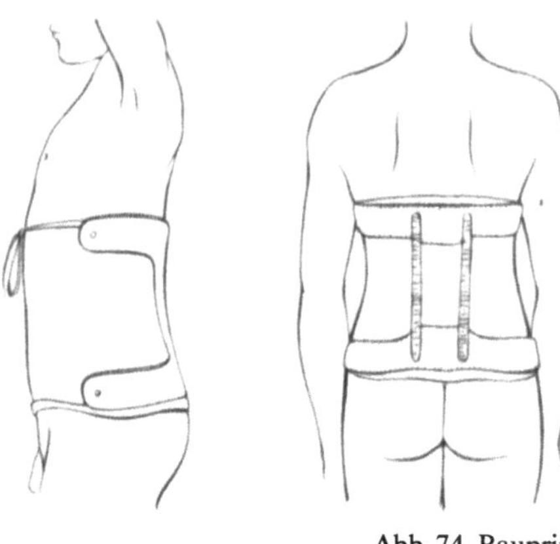

Abb. 74. Bauprinzip des Überbrückungs-
mieders

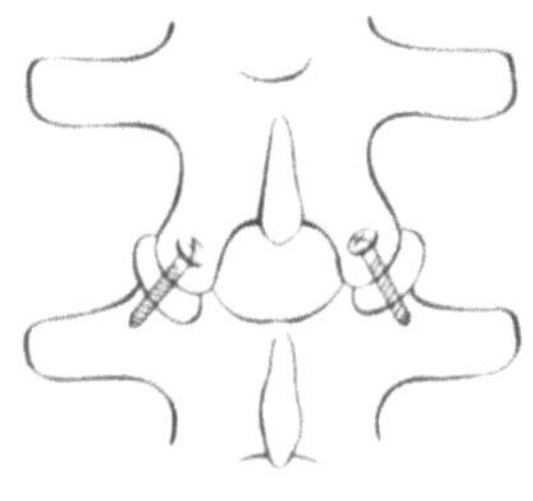

Abb. 75. Dorsale Spondylodese nach Don
King mit Arthrodese der Bogengelenke

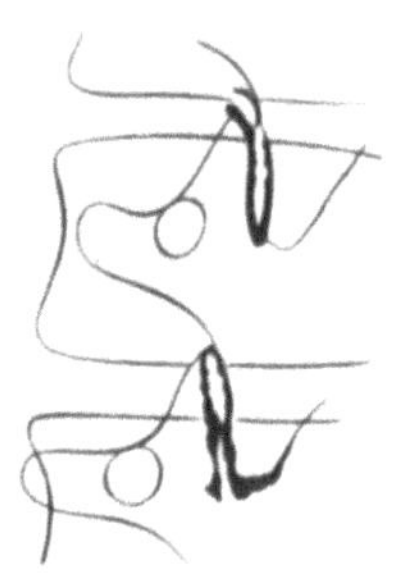

Abb. 76. Spondylarthrosis deformans an der
Lendenwirbelsäule, durch Schrägaufnahmen
sichtbar gemacht

handelt. Ziel ist es, ein Muskelkorsett zu erzeugen, welches das de-
kompensierte Segment stabilisieren kann.

Operationsindikation besteht, wenn trotz konservativer Behandlung
Schmerzen, insbesondere Lähmungen, fortbestehen, oder wenn während der konservativen Behandlung ein Rezidiv eintritt. Die Ent-

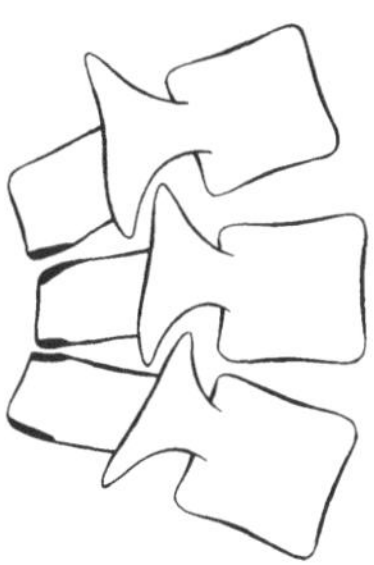

Abb. 77. Baastrup-Phänomen, Osteoarthrosis
interspinosa mit Berührung der Dornfortsätze

scheidung zum operativen Eingreifen kann oft schon während der
ersten Phase oder am Übergang der 1. zur 2. Phase getroffen
werden.

Die Osteochondrosis intervertebralis (Abb. 73) verursacht in der Regel einen belastungs- und bewegungsabhängigen Kreuzschmerz. Klinisch bestehen Hartspann und Funktionseinschränkungen, aber auch
ischialgieforme Bilder. Hier ist symptomatische Therapie (muskelauflockernd, muskelkräftigend) und Versorgung mit elastischem
Mieder (Vibrostatic-Gürtel) möglich. Bei krankengymnastisch nicht
zu beeinflussender Instabilität oder starken Bewegungsschmerzen
hilft vorübergehende äußere Fixation mit halbelastischem Mieder,
bei ausgeprägteren Fällen mit dem Hohmannschen Überbrückungs-
mieder (Abb. 74). Bei Therapieresistenz, vor allem bei jungen Patienten, ist die dorsale oder ventrale Spondylodese zu erwägen, z. B. nach
Don King (Abb. 75) oder, falls es sich um einen mehrsegmentigen
Prozeß handelt, im Sinne der Distraktionsspondylodese.

Auch die degenerativen Prozesse der Bogengelenke führen zum
chronischen Kreuzschmerz, der belastungs- und bewegungsabhän-
gig auftritt (Abb. 76). Sogar ins Bein ausstrahlende Beschwerden
können hervorgerufen werden (pseudoradikuläre Schmerzen). Die
Bogengelenke der Lendenwirbelsäule sind bevorzugte Orte für Blok-
kierungen (Kap. 16). Klinisch kann die Spondylarthrose nur schwer
diagnostiziert werden. Aufschluß geben Schrägaufnahmen. Natur-
gemäß ist auch hier die Therapie symptomatisch, äußere oder operative Fixation gelegentlich erforderlich.

Die Osteoarthrosis interspinosa (Abb. 77) (M. Baastrup) verursacht
eine chronische Lumbago. Die Beschwerden nehmen bei Lordosie-

rung zu. Röntgenologisch erkennt man Randwülste und Sklerosierungsvorgänge an den Dornfortsätzen. Helfen keine konservativen Maßnahmen (physikalische Behandlung, Injektion, Hohmann-Mieder), dann ist die operative Verkleinerung der Dornfortsätze angezeigt.

Für die Differentialdiagnose des Lumbalsyndroms gilt ähnliches wie für das Zervikalsyndrom. Tumore, Entzündungen, Stoffwechselkrankheiten, aber auch Erkrankungen an Nieren, des Abdomens und des inneren Genitale müssen ausgeschlossen sein.

Statische Veränderungen (Hohlkreuz, Seitausbiegungen) mit muskulärer Dekompensation erzeugen gleichfalls ein dem Lumbalsyndrom ähnliches Bild. Sie begünstigen im übrigen degenerative Prozesse und münden dann in das echte Lumbalsyndrom ein.

11 Spondylitis ankylosans

W. Heipertz und E. Schmitt

Die Spondylitis ankylosans (Sp.a., Morbus Pierre-Marie-Strümpell-Bechterew, Bechterew-Erkrankung) ist als ein chronisch entzündliches Systemleiden des Bewegungsapparates definiert, das fakultativ mit einer viszeralen Symptomatik einhergeht und dem rheumatischen Formenkreis zugerechnet wird. Die Sp.a. verläuft wechselnd schnell, schubweise und fortschreitend, kann aber in jedem Stadium von selbst zum Stillstand kommen. Die Kardinalsymptome dieser Erkrankung sind Schmerz und Funktionsverlust des Achsenorganes (Abb. 78), unter Umständen auch der stammnahen großen Gelenke.

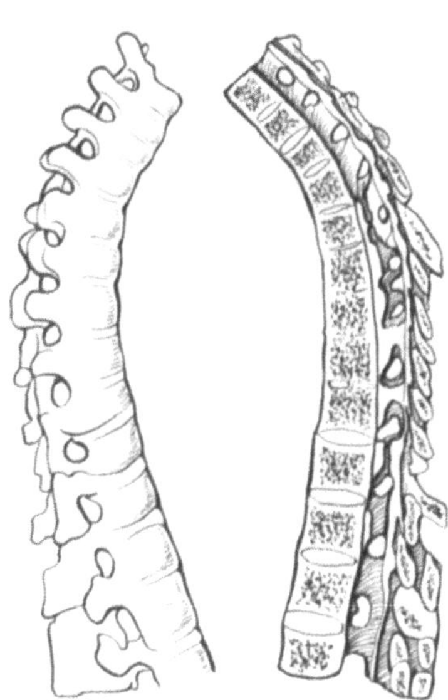

Abb. 78. Präparat einer Wirbelsäule
mit Bambusstabform infolge
M. Bechterew

11.1 Pathologische Anatomie

Das Krankheitsgeschehen läuft in zwei Phasen ab. Die 1. entzündliche Phase ist durch histioplasmozytäre Infiltrationen in periartikulären Weichteilen der Kreuzdarmbeingelenke, den bindegewebigen Höhlen der Wirbelsäule und ihrer Gelenke mit Einschluß der Rippengelenke und evtl. auch verschiedener Extremitätengelenke gekennzeichnet. In der 2. Phase entwickeln sich Verknöcherungsvorgänge, die einer enchondralen Ossifikation ähnlich sind. Die äußeren Bandscheibenschichten, die Kapseln der Ileosakralgelenke, der Bogengelenke und der großen Gelenke, selbst manche Bänder, werden in Knochen umgewandelt. Diese beiden Vorgänge entwikkeln sich nebeneinander.

11.2 Epidemiologie

Die Angaben über die Morbidität der Sp. a. schwanken; nach neueren Untersuchungen kommt sie in ca. 1–2% vor und tritt familiär gehäuft auf. Die Erkrankung befällt häufiger Männer als Frauen. Seitdem die Korrelation zwischen HLA-B 27 und Sp. a. bekannt ist, muß man annehmen, daß auf 4 Sp. a.-Männer 1 erkrankte Frau kommt.

11.3 Ätiologie

Die Ursache der Sp. a. ist noch unbekannt. Zusammenhänge mit chronischen infektiösen Veränderungen ließen sich nicht bestätigen, unspezifische Herdreaktionen sind als alleinige Ursache nicht haltbar, traumatischen Geschehnissen kann keine primäre Kausalität zugesprochen werden. Doch beeinflussen Kälte, Nässe und Schwerarbeit diese Erkrankung und können den Verlauf zumindest vorübergehend verschlimmern. Im Sinne der Verursachung spielen diese Faktoren aber keine Rolle.

11.4 Verlaufsformen

Eine Einteilung, die sich an pathogenetisch-morphologischen Aspekten orientiert, stammt von Schilling:

1. Der spondylarthritische Typ manifestiert sich schon beim Jugendlichen und hat die schlechtere Prognose. Entzündungen der Bogengelenke stehen im Vordergrund, daneben sind periphere Arthriden und viszerale Komplikationen zu beobachten. Es treten Zerstörungen der Bandscheiben auf (Discitis, Spondylodiscitis), die Verknöcherungen treten später auf.
2. Der häufigere ossifizierende Typ ist prognostisch günstiger, er wird erst im 3. und 4. Lebensjahrzehnt diagnostiziert. Befallen sind die Wirbelsäule und die stammnahen Gelenke. Die Versteifung kann sich schmerzlos einstellen.

Mischformen sind möglich, sie überwiegen sogar.
Die klinische Stadieneinteilung richtet sich nach der Ausdehnung und dem Befall der Wirbelsäule.
Im Stadium 0, dem Initialstadium, überwiegen Hüft- und Kreuzschmerzen, es können Kniegelenksergüsse auftreten, ferner ischialgieforme Krankheitsbilder, Fersenschmerzen, evtl. Irititen. Röntgenologisch sind sichere Veränderungen nicht sichtbar.
Im Stadium 1 beobachtet man erste Bewegungseinschränkungen in der Regel an der Lendenwirbelsäule. Zunächst fällt eine Einschränkung der Seitneigungen und der Drehbewegungen auf, Beugung und Streckung sind längere Zeit erhalten. Die Patienten klagen über nächtliche Kreuz- und Rückenschmerzen, die sie zwingen, das Bett zu verlassen. Irititen kommen ebenfalls vor. Im Röntgenbild erkennt man eine Sakroileitis. Das Bild ist aber immer noch nicht typisch, die exakte Diagnose ist oft nicht primär zu stellen. Im Zweifelsfall müßten dann weitergehende Untersuchungen vorgenommen werden. Beim Szintigramm stellt man eine Belegung der Ileosakralgelenke fest, ggf. helfen auch Schichtbilder der Ileosakralgelenke, beginnende Befunde zu entdecken.
Im Stadium 2 versteift die Wirbelsäule in einem Abschnitt völlig und irreversibel. Es werden weiterhin Kreuz-, Rücken- und Nackenschmerzen angegeben. Im Röntgenbild stellt sich eine Sakroileitis (Abb. 80) dar, sie ist fortgeschritten; daneben gibt es Anulusverknö-

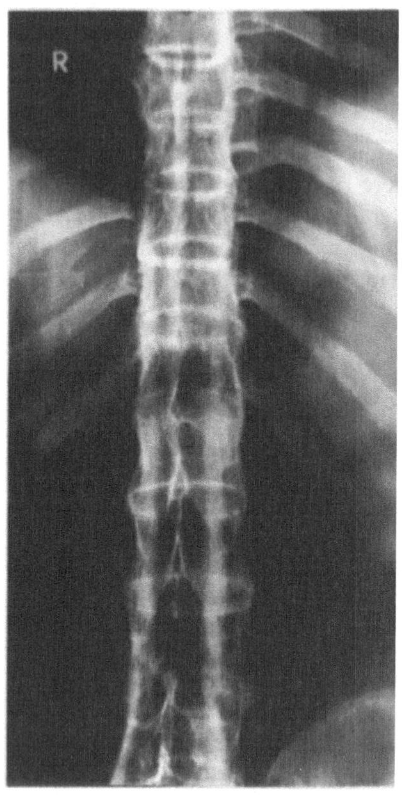

Abb. 79. Röntgenaufnahme der Wirbelsäule eines 50jährigen Mannes mit Spondylarthritis ankylopoetica (M. Bechterew)

cherungen und Veränderungen an Intervertebralgelenken, die an echte Arthrititen erinnern.

Das Stadium 3 ist durch Versteifung von zwei Wirbelsäulenabschnitten und des Thorax gekennzeichnet. Die Schmerzsyndrome variieren. Das Röntgenbild zeigt Anulusverknöcherungen in zwei Hauptabschnitten der Wirbelsäule, meist Lendenwirbelsäule und Brustwirbelsäule, dazu Intervertebralverknöcherungen, Sakroiliakalankylosen und Verknöcherungen der Kostotransversalgelenke.

Im Terminalstadium 4 sind die ganze Wirbelsäule und der Thorax in

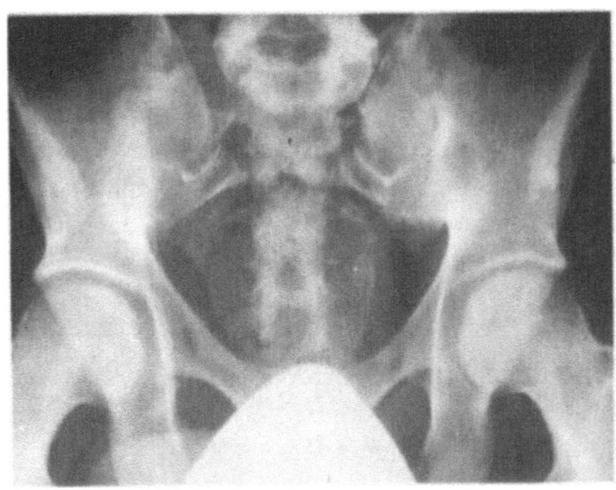

Abb. 80. Ausschnitt aus Beckenübersichtsaufnahme mit Ileosakralfugen: Sakroileitis links, knöcherner Durchbau rechts bei Sp. a. (27jähriger Patient)

Totalkyphose versteift, unter Umständen auch stammnahe Gelenke. „Der Bechterew-Kranke sieht die Sonne nicht". Entsprechende Veränderungen weisen die Röntgenbilder auf. Es ist eine totale Verknöcherung der Sakroiliakalgelenke eingetreten, hinzu gesellt sich eine Osteoporose. Die Wirbelsäule ähnelt einem Bambusstab (Abb. 79).

11.5 Laboruntersuchungen

Das Verhalten der Blutsenkungsgeschwindigkeit hängt von der jeweiligen Aktivität der Entzündung ab. Meist ist sie nur mäßig beschleunigt. In einem Teil der Fälle ist der Antistreptolysintiter erhöht, die Rheumawerte sind nicht pathologisch verändert. Das HLA-B 27 ist in 85–95% positiv. Das c-reaktive Protein ist in akuten Phasen bis zu 10% nachweisbar. Bei akuten Verläufen zeigt sich eine Alpha$_2$- und Beta-Globulinerhöhung, bei schleichenden Verläufen eine Gamma-Globulinerhöhung. Eine Hypergammaglobulinanämie ist Hinweis auf einen bösartigen penetranten und remissionslos verlaufenden M. Bechterew.

11.6 Prognose

Im allgemeinen liegt die Lebenserwartung bei der Sp. a. nur wenig unter der Norm, der Sp. a.-Patient altert aber schneller. Dennoch finden sich unter ihnen nur 5% bettlägerige und Schwerstbehinderte. Die Prognose wird schließlich von einer Reihe weiterer Faktoren bestimmt: Jugendliche Formen sind prognostisch ungünstig, bei Frauen verläuft das Leiden im allgemeinen kürzer und gutartig, Pykniker bekommen selten eine Sp. a., Gliedmaßenarthrititen beeinträchtigen den Funktionsausfall der Wirbelsäule zusätzlich, eine Iritis tritt bei 20% der Sp. a.-Fälle auf. Internistische und neurologische Komplikationen kommen seltener vor.

11.7 Therapie

Die pathologischen Vorgänge weisen auf die Grundforderungen der Therapie hin: 1. die Entzündung bremsen und damit die Schmerzen beseitigen und 2. der Versteifung Einhalt gebieten. Die Art der Behandlung richtet sich nach der aktuellen Situation. Im akuten Schub steht die antiphlogistische und analgesierende Therapie im Vordergrund, im Stadium der Remission die Verbesserung der Funktion. Die meisten Antiphlogistika und Antirheumatika haben auch eine positive Wirkung bei der Sp. a. Pyrazolon, Pyrazolidinderivate und Indometacin wird die größte Wirksamkeit bei der Sp. a. zugeschrieben. Durch die medikamentöse Behandlung soll die Nachtruhe gesichert werden. Während eines akuten Schubes muß man mit der Verordnung physikalischer Maßnahmen zurückhaltend sein, brüske Mobilisierung verursacht neue Schmerzen. Zwischen den Schüben muß das Hauptgewicht auf die aktive Krankengymnastik gelegt werden. Sie dient der Erhaltung der Beweglichkeit, möglichst auch einer Verbesserung der Funktion und der Verhütung weiterer Deformationen. Muskelentspannende physikalische Maßnahmen ergänzen die Krankengymnastik. Gute Erfolge werden durch Strahlenbehandlung angegeben: Mit einer Gesamtdosis von 2000 R Oberflächendosis wird eine Entzündungs- oder Schmerzbestrahlung vorgenommen. Die entzündliche Phase wird so geblockt. Die arthritische Form spricht günstiger an als die ossifizierende Form. Radium 224 (mittlere Dosis

25–28 Mikrocurie pro Woche, in 10 Dosen) hemmt die enchondrale und endesmale Verknöcherung. Auch dieses Medikament wirkt aber überwiegend antiphlogistisch. Die entzündlichen Aktivitäten sinken, die Schmerzen nehmen ab. Der M. Bechterew verläuft nach dieser Behandlung mitigierter. Die Risiken der Strahlenbehandlung müssen selbstverständlich mit einkalkuliert werden. Die chirurgische Therapie der Sp.a. hat durch die Alloarthroplastik an Bedeutung gewonnen. Implantationen künstlicher Gelenke sind bei der Sp.a. auch bei jüngeren Patienten gerechtfertigt. Bei hochgradigen Kyphosen und im Endstadium ist die Vertebrotomie angezeigt. Durch eine Aufrichtung erzielt man eine Begradigung der Kyphose und ändert die Blickrichtung entscheidend.

12 Spondylitis

W. Heipertz

Als Spondylitis wird eine *Wirbelentzündung* bezeichnet, die akut oder chronisch verlaufen kann; sie entsteht haematogen von einem Primärherd aus. Als spezifische Spondylitis wird die tuberkulöse Wirbelentzündung bezeichnet; die unspezifische Spondylitis wird überwiegend durch Staphylococcus haemolyticus aureus hervorgerufen. Es kommt aber auch nach Infektionskrankheiten, wie Typhus abdominalis und Scharlach zu Spondylitiden. Bei der Brucella-Spondylitis, die durch tierpathogene Kokken hervorgerufen wird, sind neben den Wirbelkörpern auch die Zwischenwirbelscheiben und die kleinen Wirbelgelenke betroffen.

Eine seltene Form der Spondylitis stellt die Spondylitis luica mit ihren uncharakteristischen Erscheinungen dar. Auch Echinokokkus-Zysten und Knochenmykosen können an der Wirbelsäule lokalisiert sein.

Die Diszitis ist eine entzündliche Erkrankung des Zwischenwirbelgewebes im Kindesalter; sie äußert sich durch teilweise belastungsabhängige Rückenschmerzen, Klopfschmerz über dem betroffenen Segment und Bewegungseinschränkung. Die Blutuntersuchungen ergeben außer Erhöhung der BSG keinen Hinweis, die Röntgenuntersuchung zeigt die Verschmälerung des Zwischenwirbelraumes — manchmal mit Fusion der Wirbelkörperabschlußplatten. Die Behandlung besteht in Ruhigstellung, die Prognose ist gut. Differentialdiagnostisch muß die infektiöse Spondylitis ausgeschlossen werden. Entsprechende besondere röntgenologische Befunde beim Erwachsenen beruhen auf blander Infektion und sind als Spondylitis zu behandeln.

12.1 Unspezifische Spondylitis

Die *akute unspezifische Spondylitis* weist alle Zeichen einer heftigen Entzündung mit hohen Temperaturen, starker Schmerzhaftigkeit und deutlicher Funktionsbehinderung auf; es kommt oft zu Reizerscheinungen im Bereiche von Nervenwurzeln. Die Untersuchung ergibt neben eingeschränkter Wirbelsäulenbeweglichkeit einen umschriebenen Klopf- und Druckschmerz über dem Dornfortsatz des befallenen Wirbels. Schon 2–3 Wochen nach Erkrankungsbeginn lassen sich umschriebene Destruktionen röntgenologisch nachweisen; sie sind mit anfänglichem Kalkschwund und später oft deutlicher randständiger Kalkeinlagerung verbunden (Abb. 81). Diese Sklerosierung, die sich noch ausgeprägter bei chronischem Verlauf zeigt, hilft bei der röntgenologischen Abgrenzung der unspezifischen von der spezifischen (tuberkulösen) Osteomyelitis.

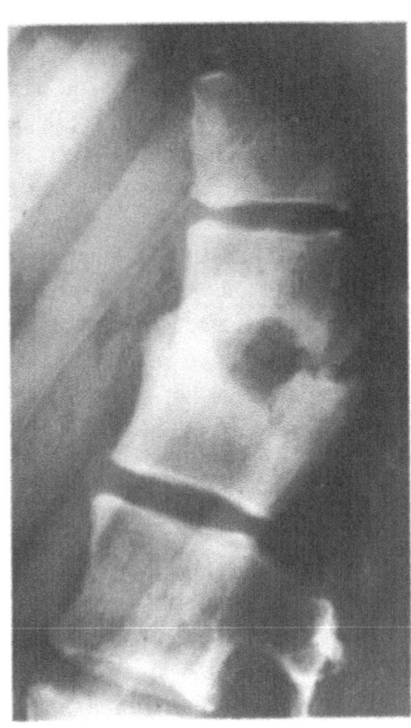

Abb. 81. Unspezifische
Spondylitis

Das örtliche Geschehen ist bei der unspezifischen Spondylitis durch die Bildung eines subperiostalen Abszesses, manchmal auch eines Senkungsabszesses, gekennzeichnet; Sequester sind bei der unspezifischen Spondylitis selten. Bei forschreitender Destruktion kommt es zu Einbrüchen im Bereich der Abschlußplatten bzw. zu Zusammenbrüchen der Wirbelkörper mit entsprechenden Formveränderungen und Rückwirkungen auf den Verlauf der Wirbelsäule. Der entzündliche Prozeß kann in den Wirbelkanal einbrechen und zu einem Dura-Abszeß oder zu einer Meningitis mit u. U. tödlichem Ausgang führen.

Zur differentialdiagnostischen Abklärung, auch gegen Tumoren, empfiehlt sich eine operative Darstellung des Herdes mit Materialentnahme zwecks histologischer Untersuchung und Erregernachweis. Der Eingriff kann die Ausräumung des Herdes und eine lokale Applikation von Medikamenten einschließen, wie sie sich auch bei der spezifischen Spondylitis bewährt hat. Zusätzlich kommt eine Stabilisierung der Wirbelsäule (Spondylodese) in Betracht.

Bei konservativem Vorgehen besteht die Behandlung der unspezifischen Osteomyelitis in Ruhigstellung durch Gibsbett und antibiotischer Medikation entsprechend dem Erregernachweis.

Die unspezifische Spondylitis pflegt im Verlauf einiger Monate abzuheilen; Ruhigstellung und Abstützung während dieses Zeitraumes sind nicht nur wegen des Heilprozesses, sondern auch zur Vorbeugung stärkerer Deformierungen wichtig. Nach Abklingen der Entzündung, die sich u. a. in einer Normalisierung der Blutsenkungsgeschwindigkeit äußert, kann für eine Übergangszeit zur Mobilisierung des Patienten Korsettversorgung angebracht sein. Erst nach klinisch wie röntgenologisch erwiesener Heilung und nach Durchführung krankengymnastischer Maßnahmen zur Kräftigung der Rumpfmuskulatur wird der Patient wieder vom Korsett entwöhnt.

12.2 Spezifische Spondylitis

Die Wirbelsäule stellt die häufigste Lokalisation der Skelettuberkulose dar. Die spezifische Spondylitis bleibt oft lange Zeit latent, weil ihre Krankheitszeichen und damit auch die Klagen — vor allem bei Kindern — ganz unbestimmt sein können. Dies erschwert die ohnehin oft schwierige Differentialdiagnose.

Die typische Tbc-Spondylitis entsteht und verläuft schleichend, wie alle Knochen- und Gelenktuberkulosen. Ausgangsherd der chronischen Infektion ist meist ein tuberkulöser *Primärkomplex* im Bereich der Lungen und den dazugehörigen mitbefallenen Bronchialdrüsen, seltener eine Darmtuberkulose. Da Knochen- und Lungentuberkulose sich nicht ausschließen, bedarf es einer Abklärung der Anstekkungsgefahr von Seiten der Lunge.

Anhaltende und unter Belastung zunehmende, in tiefere Regionen des Rumpfes lokalisierte Schmerzen sind auf das Vorliegen einer Wirbeltuberkulose zu prüfen. Bei der Untersuchung fällt eine reflektorische Steifhaltung der Wirbelsäule auf mit Abstützungsbedürfnis bei Änderungen der Körperhaltung, insbesondere beim Hochkommen aus der Rumpfbeuge. Die Patienten klagen über Nachtschweiß und andere typische Erscheinungen der Tuberkulose; der zunächst diffuse Schmerz wird später besser lokalisiert. Es finden sich Zeichen der chronischen Entzündung, wie beschleunigte Blutkörperchensenkung, subfebrile Temperaturen, Leukozytose.

Die Ansiedlung der Tuberkelbakterien erfolgt im Bereich der Wirbelkörper selbst und seltener in Wirbelbögen oder -fortsätzen; in ihnen ist der Entzündungsprozeß übrigens viel schwieriger nachzuweisen. Die Entzündung beginnt nahe den Abschlußplatten, und frühzeitig ist der Zwischenwirbelraum mitbetroffen. Es kommt gern zur Ausbreitung auf die benachbarten Wirbel.

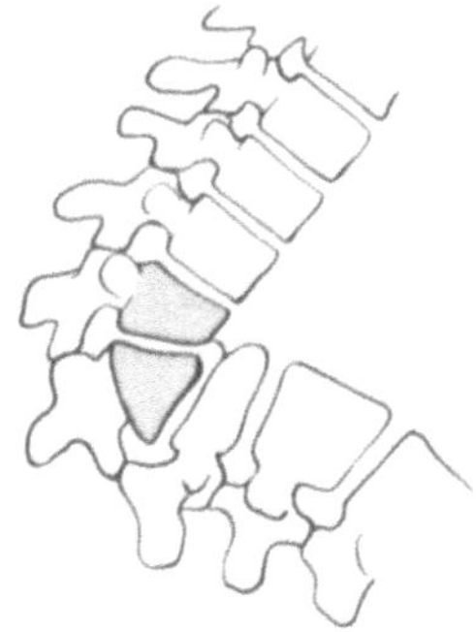

Abb. 82. Spitzwinkeliger Gibbus nach Tbc-Spondylitis mit Heilung unter keilförmiger Verschmelzung des ersten und zweiten LWK und mäßiger Deformierung der benachbarten Wirbelkörper

Regelmäßig ist bei der spezifischen Spondylitis eine *Kalksalzminderung* der betroffenen Wirbel festzustellen. Zunehmende Destruktionen führen zu Verformung der Wirbelkörper; sie sintern im vorderen Anteil zusammen. Daraus resultiert bei unzureichender Behandlung ein oft sehr ausgeprägter *Gibbus* (Abb. 82).

In der Regel kommt es zur Abszeßbildung: paravertebraler Abszeß und Senkungsabszeß. Der paravertebrale Abszeß ist röntgenologisch an einem kugeligen oder pyramidenförmigen, auch flachen einseitigen oder doppelseitigen Begleitschatten neben der Wirbelsäule erkennbar. Der Senkungsabszeß steht durch Ableitung des Eiters in die Psoasmuskulatur, neigt zu großer Ausdehnung bis zum Ligamentum inguinale und zum Durchbruch — dem ist durch rechtzeitige Punktion aus der weiteren Umgebung vorzubeugen, es besteht die (früher außerordentlich gefürchtete) Gefahr der Mischinfektion.

Differentialdiagnostisch sind Tumoren, posttraumatische Veränderungen, sowie Kyphosen aus anderer Ursache zu beachten, und im Hinblick auf die geklagten Beschwerden auch Erkrankungen im Brustraum, sowie neurologische Erkrankungen. Auch angeborene Wirbelkörperverschmelzungen (Kap. 5) sowie Plattwirbel (Vertebra plana Calvé) sind in Betracht zu ziehen.

Die *operative Behandlung* der Wirbeltuberkulose hat sich bewährt; sie besteht in der Ausräumung des Herdes einschließlich gelegentlich vorhandener Sequester (Abb. 83). Sie kann gegebenenfalls mit einer Versteifung des betroffenen Wirbelsäulenabschnittes verbunden werden, um durch diese Stabilisierung den Heilprozeß zu fördern und die Phase der Ruhigstellung des Patienten abzukürzen.

Durch die Operation mit Ausräumung des tuberkulösen Wirbelherdes läßt sich der Krankheitsverlauf erheblich beschleunigen und ernsten Komplikationen vorbeugen, die in einem Durchbruch zum Wirbelkanal, sowie in Querschnittslähmung aufgrund pathologischer Fraktur bestehen können. Der Eingriff bietet die Möglichkeit zur lokalen Applikation von Medikamenten zusätzlich zu den prae- und postoperativ zu verabfolgenden Tuberkulostatika. Postoperativ ist bis zur Normalisierung der Blutbefunde (rückläufige Senkungsgeschwindigkeit usw.) exakte Ruhigstellung mit mehrmonatiger Lagerung in einer Gipsschale und anschließende Versorgung mit einem Spondylitiskorsett (Abb. 84) erforderlich.

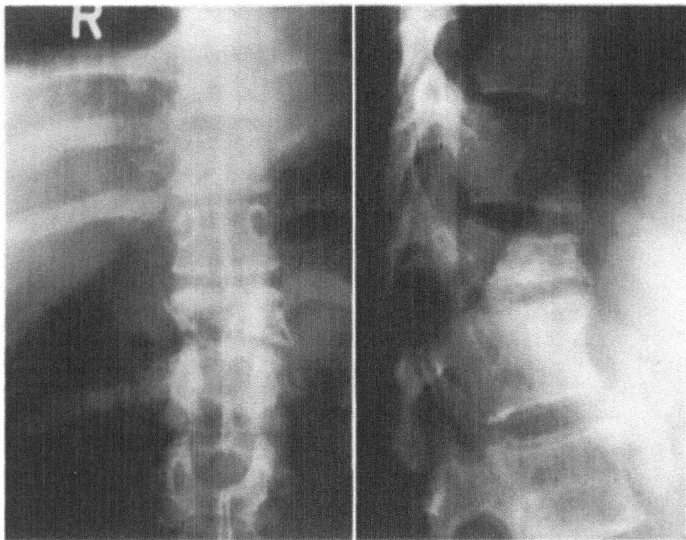

Abb. 83. Röntgenaufnahmen einer operativ behandelten spezifischen Spondylitis (47jähriger Patient) mit Zugang durch Teilresektion der 11. Rippe rechts, Teilverlust des 11. BWK; die seitliche Aufnahme nach Ausräumung des Herdes zeigt mäßige keilförmige Deformierung, weitgehende Abstützung, gute Kalkdichte als Zeichen der Abheilung

Bei konservativer Therapie benötigt der Heilverlauf einen weit längeren Zeitraum unter Ruhigstellung und tuberkulostatischer Medikation, sowie roborierenden Maßnahmen. Insbesondere Klimawechsel hatte sich bereits vor Einführung der medikamentösen Behandlung bewährt, und es sind zahlreiche Heilstätten an klimatisch günstigen Plätzen mit hoher Sonneneinstrahlung entstanden.

Mit jeder konservativen und operativen Therapie sollte auch heute noch eine *Allgemeinbehandlung* des tuberkulösen Patienten einhergehen. Dazu gehören geeignete krankengymnastische Maßnahmen − zunächst Stoffwechselgymnastik −, sobald und soweit der Zustand es gestattet; auch Übungen gegen eine Muskelatrophie können bereits während der Ruhigstellung durchgeführt werden.

Eine wichtige Aufgabe fällt der *Physiotherapie* bei der Mobilisierung des Patienten zu. Ausgangsstellung und gymnastische Behandlungs-

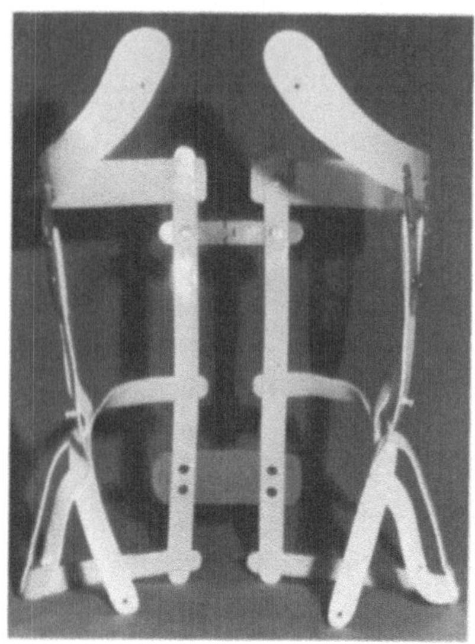

Abb. 84. Rahmenstützkorsett zur Ruhigstellung bei Spondylitis und Wirbel-
säulentumor (Rohbau)

schritte für das erste Aufstehen sind in der Regel folgende: Über
Rückenlage, Seitenlage zur Bauchlage, dann zum Vierfüßlerstand
und schließlich Stand. Zwecks Kräftigung der Rumpfmuskulatur sind
immer wieder isometrische Übungen durchzuführen; dagegen beeinträchtigen Mobilisationsübungen die Abstützungsprozesse und sind
deshalb kontraindiziert.
Als verhältnismäßig sicheres Röntgenzeichen der Ausheilung gilt
die − jedoch oft erst spät einsetzende − Rekalzifikation; sicherer ist
der Nachweis knöcherner Verschmelzung der befallenen Wirbel
(Abb. 83). Im Idealfall resultiert eine Blockwirbelbildung; sie kann
nur nach Auflösung eines größeren Bandscheibenbezirks und dessen
Ersatz durch osteoplastisches Gewebe zustandekommen. Diese
Blockwirbel, die meist inhomogen sind und kleine Rillen enthalten,
sind gerade dadurch gegen einen angeborenen Blockwirbel mit seiner homogenen Struktur abzugrenzen. Gegenüber der Blockwirbelbildung sind Spangenbildungen vieldeutig; sie müssen nicht unbedingt eine Heilung anzeigen, sondern können auch das Fortbestehen

110

eines chronischen Entzündungsprozesses unterstreichen, der dann operativ anzugehen wäre.

Die operative Versteifung des betroffenen Wirbelsäulenabschnittes (Spondylodese) kann auch noch zu späterem Zeitpunkt — nach konservativem oder operativem Vorgehen der Wirbeltuberkulose — angebracht sein, um die endgültige Ausheilung zu fördern bzw. zu sichern und um Insuffizienzerscheinungen sowie stärkeren Formveränderungen der Wirbelsäule vorzubeugen.

13 Geschwülste der Wirbelsäule

E. Schmitt

Wie am übrigen Skelettsystem unterscheidet man an der Wirbelsäule primäre und sekundäre Geschwülste, zwangsläufig auch gutartige und bösartige. Primäre Tumore der Wirbelsäule treten zwar selten auf, sie haben aber eine große Bedeutung für die Pathologie des Achsenorganes. Bei gut 70% aller Wirbelsäulengeschwülste handelt es sich um Metastasen.

Die Klinik der Wirbelsäulenneoplasien ist uncharakteristisch, deshalb hat man oft differentialdiagnostische Schwierigkeiten gegenüber entzündlichen und degenerativen Leiden. Entscheidend für die Symptomatik sind die Lokalisation und Ausdehnung. Therapieresistente, anfangs belastungsabhängige Schmerzen, radikuläre Zeichen, aber auch inkomplette und komplette Querschnittslähmungen, die oft durch Spontanfraktur der Wirbelkörper entstehen und nicht durch Infiltration des Rückenmarks, kommen vor.

Am Röntgenbild weisen Strukturänderungen der Wirbelkörper auf den Tumor hin. Er greift die Bandscheiben erst spät an, lange Zeit bleibt der Bandscheibenraum erhalten. Bei Entzündungen dagegen wird dieser sehr schnell mitbefallen. Eine Erhöhung der Blutsenkungsgeschwindigkeit, unter Umständen auch der Phosphatasen, sind obligat. Erst eine morphologische Untersuchung durch Biopsie oder Punktion gibt für gewöhnlich definitiv Aufschluß über das Wesen des Gewächses.

13.1 Primäre Tumoren

Chondrogene Geschwülste an der Wirbelsäule — das gilt gleichermaßen für gutartige und bösartige — sind ausgesprochen selten. Dage-

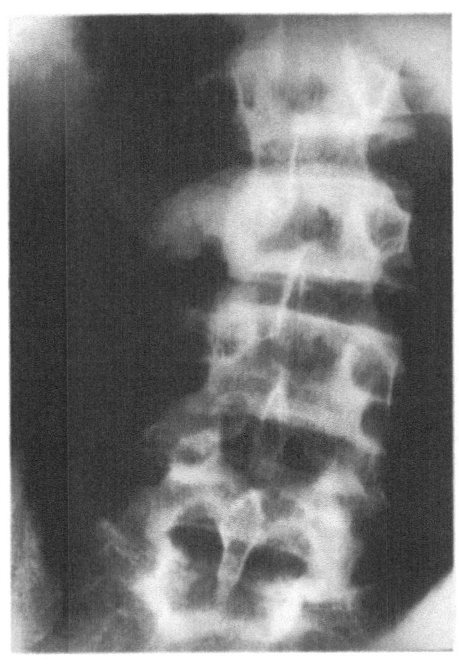

Abb. 85. Osteom am Querfortsatz des 4. Lendenwirbelkörpers

gen beobachtet man gelegentlich osteogene Neubildungen. Osteome kommen an den Wirbelkörpern, häufiger an den Wirbelbögen und -fortsätzen vor (Abb. 85). Kleine Osteome bleiben ohne Bedeutung, größere führen zu Schmerzen und u.U. zur Veränderung der Statik; sie bedürfen operativer Entfernung. Osteoid-Osteome, gutartige Neubildungen, die typischerweise nächtliche Schmerzen verursachen, haben einen Häufigkeitsgipfel im 3. Lebensjahrzehnt und treten an den Wirbelkörpern auf. Der von einer Sklerosezone umgebene Nidus liegt entweder in der Spongiosa oder in der Kortikalis. Im Rahmen multipler kartilaginärer Exostosen können Osteochondrome an der Wirbelsäule zu finden sein. Auch sie vermögen durch Verdrängung neurologische Symptome oder Kyphosen und Skoliosen zu verursachen. Ebenfalls seltene Gewächse sind die benignen Osteoblastome. Sie bevorzugen bei ihrer Entstehung das 2. Lebens-

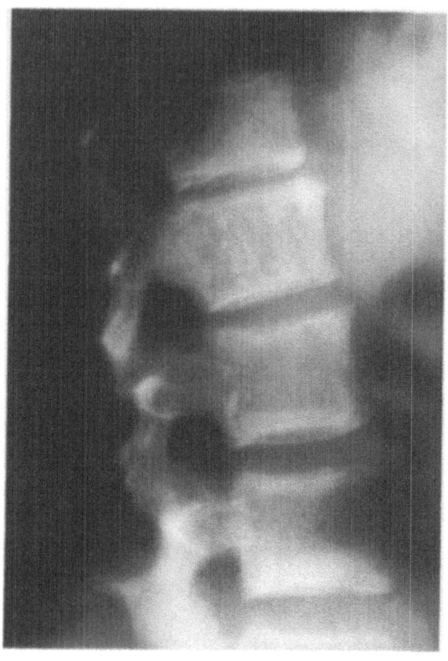

Abb. 86. Hämangiom des 1. Lendenwirbelkörpers

jahrzehnt und befallen an der Wirbelsäule Bögen und dorsale Fort-
sätze. Sie erzeugen dann gelegentlich radikuläre Zeichen und Fehlformen. Riesenzelltumoren und aneurysmatische Knochenzysten
kann man auch an der Wirbelsäule finden, sind aber rar. Grundsätzlich gilt das auch für die osteogenen osteoblastischen und osteolyti-
schen Sarkome. Diese Malignome, ihr Altersgipfel liegt im 2. Lebensjahrzehnt, befallen die Wirbelsäule äußerst selten und stellen
dann besondere diagnostische und therapeutische Probleme dar.
Fast alle bekannten Weichteilgeschwülste können ihren Sitz auch an
der Wirbelsäule haben. Bindegewebsgeschwülste (bös- und gutartig)
als reine Fibrome, nicht ossifizierende Knochenfibrome, Myxome,
Fibrosarkome, Myxosarkome sind am Achsenorgan lediglich als Ein-
zelbeobachtungen bekannt. Lipomen begegnet man vornehmlich an
der Lendenwirbelsäule und im hohen Lebensalter.

114

Die Wirbelhämangiome stellen mit 11% die häufigsten primären Tumoren der Wirbelsäule dar (Abb. 86); sie treten in höherem Alter auf. Es kommt zur Vergröberung der Knochenbälkchen, zwischen welchen die Bluträume des Angioms liegen. Kleine Gefäßgeschwülste werden oft nur als Zufallsbefund entdeckt, größere machen Schmerzen, die sich bei Frauen während der Menstruation verstärken. Selten können diese Angiome in den Rückenmarkskanal einbrechen. In der Regel erscheint der Hämangiomwirbel durch Verdikkung der Spongiosabälkchen recht widerstandsfähig, bei der Osteoporose beobachtet man aber eine höhere Bruchneigung gegenüber der Norm. Symptomlose Hämangiome machen eine Therapie nicht erforderlich. Bei Auftreten von Schmerzen werden Röntgenbestrahlungen durchgeführt, bei Bruchgefahr ist eine äußere (Reklinationskorsett) oder interne Fixation (Spondylodese) angezeigt.

Aus persistierender Chorda dorsalis entwickelt sich das Chordom als typische Geschwulst der Wirbelsäule. Es kann sich gut- oder bösartig verhalten und befällt bevorzugt den Hinterhaupt-Halswirbelsäulenabschnitt und den lumbosakralen Übergang. Die Diagnose läßt sich nicht allein nach klinischen und röntgenologischen Symptomen stellen; die Therapie ist unbefriedigend.

Von großer Bedeutung ist das Plasmozytom, das überwiegend bei Männern ab dem 4. Lebensjahrzehnt gefunden wird. Man unterscheidet solitäre Herde mit fehlender Blutveränderung von multiplen Myelomen, die immer mit Globulinvermehrung einhergehen. Das Plasmozytom äußert sich mit uncharakteristischen Beschwerden, die als Rheuma und Lumbago mißdeutet werden, aber auch in Müdigkeit, Schwäche und bei ausgedehntem Befund in pathologischen Frakturen. Die Wirbelsäule ist bevorzugter Sitz. Differentialdiagnostisch gibt es oft Schwierigkeiten gegenüber der Osteoporose.

Zu Wirbelsäulenveränderungen mit Impression von Wirbelkörpern und Osteoporosen kommt es auch bei der Leukämie. Radiologisch sind Keil- oder Flachwirbel nachweisbar, auch uneinheitliche Knochenstrukturen. Hier ist zytostatische Behandlung und Röntgenbestrahlung angezeigt.

In 67% der Fälle ist beim Lymphogranulom die Wirbelsäule mit befallen; die Befunde sind uneinheitlich. Osteolytische Lymphogranulomatose-Prozesse führen zu Spontanfrakturen mit gibbusartiger Verformung, gelegentlich auch zu neurologischen Ausfällen. Daneben kommen aber auch osteosklerotische Herde mit Verdichtung der Wirbelkörper vor. Oft muß die Diagnose durch Drüsenexstirpation oder Knochenpunktion erhärtet werden.

Das Retikulozell-Sarkom entwickelt sich langsam und in hohem Alter, das Ewing-Sarkom, rasch wachsend, fast ausschließlich bei Jugendlichen. Beide Neubildungen bevorzugen die Röhrenknochen und sind an der Wirbelsäule rar.

Das eosinophile Granulom besteht aus retikulo-histiozytären Zellen, eosinophilen Granulozyten und einer Reihe von Makrophagen und Makrozyten. Die Ätiologie ist unbekannt. Beziehungen zu weiteren Retikuloendotheliosen sind gegeben. Es tritt bei Kindern auf, reduziert die Tragfähigkeit der Wirbelkörper und führt zur keilförmigen Deformierung mit Schmerzen, gelegentlich kombiniert mit neurologischen Symptomen. Der Verlauf ist gutartig; es wurden Wiederauf-

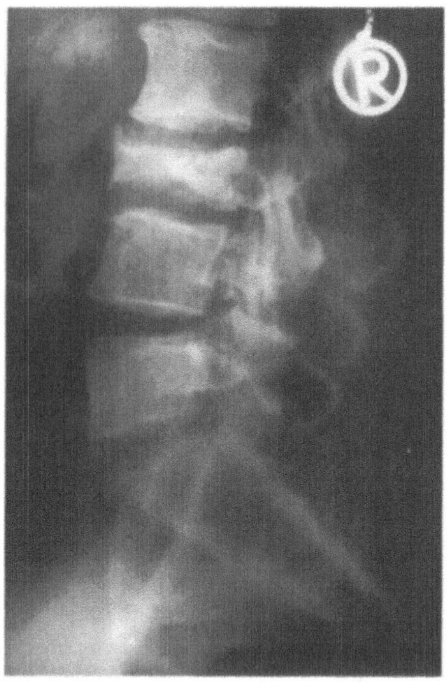

Abb. 87. Metastase eines Mamma-Karzinoms am 3. Lendenwirbelkörper

richtungen der Wirbel beobachtet. Starke Zusammenbrüche und Schmerzen machen aber gelegentlich aktives Vorgehen (Spondylodese) erforderlich.

13.2 Sekundäre Tumoren

Wirbelsäulenmetastasen können theoretisch von allen Malignomen ausgehen (Abb. 87), meistens handelt es sich aber um Tochtergeschwülste vom Prostata-, Mamma- oder Nierenkarzinom, sowie von Malignomen des Bronchus und der Schilddrüse. Schmerzen und Spontanfrakturen sind die üblichen Zeichen der Metastasierung. Bei hochgradigem Befall kommt es zu Wurzelschmerzen oder zur Beeinträchtigung des Rückenmarkes. Es gibt aber auch Metastasen, die keine Beschwerden verursachen. Nach Hellner sind 4 Arten von Metastasen zu unterscheiden: die rein osteolytische Form ohne Knochenreaktion, die zystenähnliche Zerstörung mit Bildung einer sie

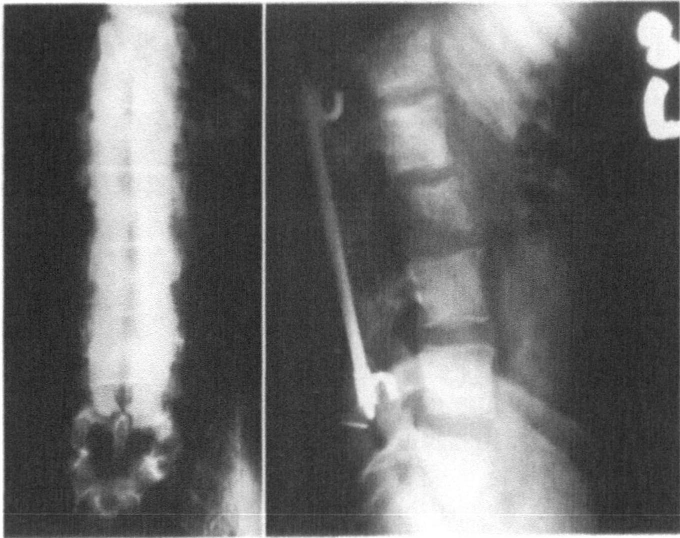

Abb. 88. Dorsale Spondylodese mit Harrington-Instrumentarium und Knochenzement bei metastasierendem Nieren-Tumor

umgebenden Knochenschale, die teils osteolytische, teils osteoplastische Metastase und schlielich die rein osteoplastische Form.
Die Therapie mit Röntgenbestrahlungen und Zytostatika hat meist nur palliativen Charakter. Reklinationskorsette können durch Entlastung der Wirbelkörper schmerzlindernd wirken, aber Querschnittslähmungen, die im Endstadium auftreten, nicht verhüten. Deshalb wird heute, wo es die Verhältnisse zulassen, zunehmend operativ vorgegangen. Bei ausreichendem Allgemeinzustand des Patienten und solitärer Metastase wird die Ausräumung des Herdes und die Stabilisierung der Wirbelsäule angestrebt, in anderen Fällen zumindest die operative Abstützung. Mit dem Harrington-Instrumentarium und Knochenzement ist eine solide dorsale Fusion zu erzielen, die das Korsett überflüssig macht und das Auftreten einer Querschnittssymptomatik durch Wirbelkörperzusammenbruch verhindert (Abb. 88). Bei hartnäckigen Schmerzen schließlich ist die Chordotomie oder Durchtrennung sensibler Wurzeln möglich.

14 Osteoporosen und Osteosklerosen

W. Heipertz

14.1 Osteoporose

Der *Kalksalzgehalt* des menschlichen Knochens ist im 4. Lebensjahrzehnt am höchsten; danach nimmt er ab, und es kommt zu einer altersphysiologischen Knochenatrophie. Das Knochengewebe ist mehr als ein „Gerüst für Haltung und Bewegung des Körpers", es ist mit seinem ständigen An- und Abbau auch ein wichtiges Stoffwechselorgan, das Speicherfunktionen erfüllt und ein immer in Bewegung befindliches Mineraldepot darstellt (Uehlinger). Unterschiedliche Ursachen und vielgestaltige Vorgänge können zu osteoporotischen Endzuständen an der Wirbelsäule führen, die einander ähneln. Kalksalzminderungen des Achsenskeletts sind röntgenologisch jedoch erst dann nachzuweisen, wenn über 30% des Knochenkalks geschwunden sind.

Jede *Osteoporose* ist letztlich Folge einer örtlichen oder allgemeinen Mineralstoffwechselstörung, bei der der Knochenabbau gegenüber dem Knochenaufbau überwiegt; dabei wird die Zahl der Knochenbälkchen vermindert. Aus dem Netzwerk von Quer- und Längsverstrebungen der normalen Wirbelspongiosa vermindern sich zunächst die Quer-, später auch die Längstrabekel. So weiten sich die Zwischenräume zu Lücken in der Spongiosa bis hin zu einer „Rahmenstruktur" der Wirbelkörper. Bei der Altersatrophie des Knochens, sowie bei Osteoporosen infolge Hypogonadismus und anderen Drüsenstörungen (z. B. Morbus Cushing), bei Osteoporose nach Cortison-Medikation u. a. stellt die Knochenentkalkung ein Symptom dar; in anderen Fällen ist die Osteoporose ein eigenständiges Leiden. Sie führt bei starker Ausprägung zu verminderter Belastbarkeit des Stützorgans und der einzelnen Wirbel; typisch sind Umwandlungen der Wirbelkörper in „Fischwirbelform" und ihre ventrale Abflachung, die beispielsweise bei der Altersatrophie die fixierte Kyphose verursacht (Abb. 89).

Im Knochengerüst ist — wie in den anderen Körpergeweben — ein ständiger Umbau im Gange, der einen lebhaften Stoffwechsel und ein Gleichgewicht an An- und Abbau voraussetzt. Störungen durch verminderten Anbau (wie bei der Altersatrophie) oder durch vermehrten Abbau (z. B. bei Tumoren, Kachexie) müssen zu einer Osteoporose führen. Albright macht dafür eine Beeinträchtigung der Bildung der Knochenmatrix infolge Eiweißstoffwechselstörung verantwortlich; Verdauungsinsuffizienz, Resorptionsstörungen, Mißbrauch von salinischen Abführmitteln u. a. sind als Ursache einer Osteoporose bzw. von Mischbildern mit der Osteomalazie beobachtet worden.

Zur diagnostischen Abgrenzung ist von Bedeutung, daß die Altersatrophie das *ganze* Skelett — also Extremitätenknochen ebenso wie

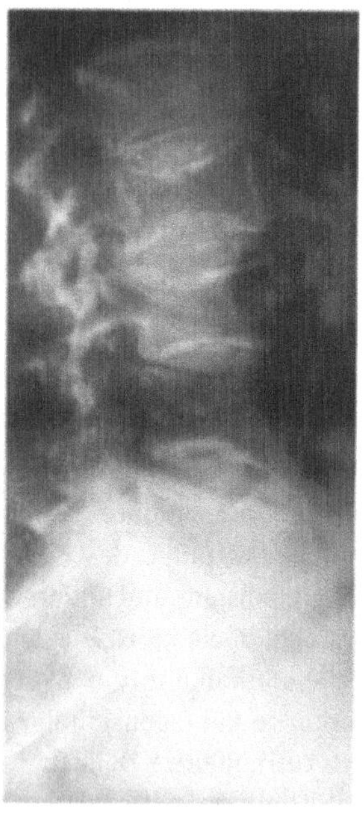

Abb. 89. Kalksalzminderung und Verformung der Wirbelkörper bei Osteoporose (Kompressionsfraktur LWK 1, Fischwirbel LWK 2)

120

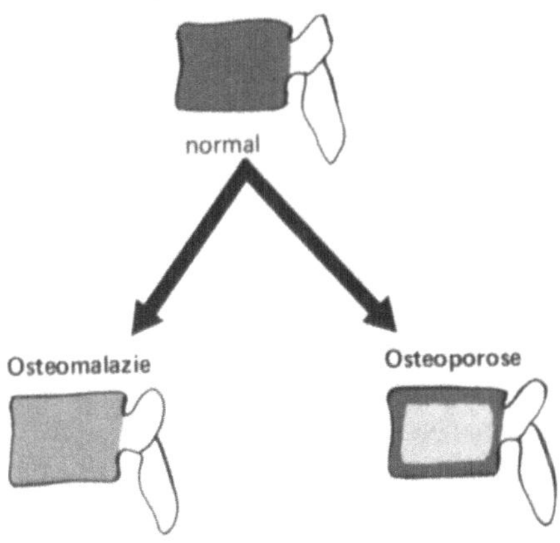

Abb. 90. Typische Strukturunterschiede bei Osteoporose und Malazie

die Wirbelsäule — betrifft, während die pathologischen Formen der Osteoporose im Bereich des Stammskeletts beginnen und *zentrifugal* fortschreiten. Bevorzugt betroffen ist dabei die Brustwirbelsäule, in deren Bereich meistens die ersten osteoporotischen Wirbelzusammenbrüche und Keildeformierungen zustandekommen. Typisch für die Wirbelkörperstruktur bei der Osteoporose ist eine Aufhellung im Zentrum und eine Vergröberung und strähnige Zeichnung der Knochenbälkchen (Abb. 90) bei besonders scharf gezeichneter Corticalis („trauerkartenartige Umrahmung" nach Brocher).

Die Patienten klagen über schnelle Ermüdung und ziehende Rückenschmerzen, vor allem auch bei längerem Sitzen, sowie über eine zunehmende Verkrümmung bzw. Verschlechterung der Haltung. Kompensatorisch kommt es zu vermehrter Halswirbelsäulenlordose und damit häufig zu Beschwerden i. S. des Zervikal- oder Schulterarmsyndroms.

Beim jüngeren Menschen sind besondere Formen der Osteoporose abgegrenzt worden, wie die *juvenile Osteoporose* oder Pubertätsosteoporose, die wegen der typischen Wirbelkörperverformungen von Lindemann als „Fischwirbelkrankheit" bezeichnet wurde. Sie bessert sich mit Ablauf der Pubertät bis hin zum Aufbau normalen Knochens.

Die *„präsenile Osteoporose"* muß wegen ihres frühzeitigen Auftretens und der großen Schmerzhaftigkeit von der altersphysiologischen

Knochenatrophie, die im 7. Lebensjahrzehnt bei der Hälfte der Frauen und einem Viertel der Männer beobachtet wird, abgegrenzt werden. Für die präsenile Osteoporose, die schon im 5. Lebensjahrzehnt beginnt, wird eine Hormonstörung verantwortlich gemacht, doch zeigen sich Besserungen auch auf Vitamin- und Fluorgaben. Hormonelle Einflüsse liegen Wirbelporosen beim M. Cushing (mit übermäßiger Ausschüttung von Nebennierenrindenhormonen infolge Hyperplasie oder Tumor), bei *Streß*einwirkungen und nach *Cortisonmedikation* zugrunde. Die Osteoporose bei lang dauernder Einnahme von *Cortisonpräparaten,* wie bei der primärchronischen Polyarthritis, bringt besondere Probleme mit sich und zwingt zu sorgfältiger Indikationsstellung und vorsichtiger Dosierung. Keimdrüsenhormonstörungen sind für östrogene und androgene Mangelosteoporosen verantwortlich zu machen.

Eine weitere wichtige Form der Osteoporose wird als Spätschaden nach *Röntgenbestrahlungen* beobachtet; sie kann noch Jahre nach Abschluß der Bestrahlung zu Wirbelfrakturen führen.

Zur *Therapie der Osteoporose* werden Kalziumpräparate und Anabolika verordnet, bei Eiweißmangelzuständen auch entsprechende Ernährung. *Fluor*präparate führen zu guten Ergebnissen und werden auch als Kombinationspräparate gegeben. Eine gezielte medikamentöse Behandlung, die etwa das Gleichgewicht zwischen Osteoblasten- und Osteoklastentätigkeit wiederherstellen könnte, ist mangels Kenntnis der verantwortlichen Enzyme noch nicht gelungen. Von besonderem Wert sind physikalische Maßnahmen, die die Durchblutung fördern und der Inaktivitätsatrophie entgegenwirken. Aus diesem Grunde und zur Vorbeugung von Wirbelsäulenverformungen durch die Osteoporose ist krankengymnastische Behandlung von hervorragender Bedeutung. Physiotherapie und Hydrotherapie sind auch zur Besserung der subjektiven Beschwerden geeignet, die – soweit es sich nicht um Schmerzen infolge von osteoporotischen Frakturen handelt – auf muskuläre Verspannungen, sowie auf ungenügende Gewebsdurchblutung zurückgeführt werden. Bei ausgeprägten Formen mit mehreren Frakturen kann zusätzliche Korsettversorgung erforderlich werden.

14.2 Osteomalazie

Die Osteomalazie ist vom Beschwerdebild und vom Röntgenbefund
her der Osteoporose ähnlich; auch bei ihr ist der Mineralgehalt des
Knochens verringert, wobei jedoch das Verhältnis zwischen organi-
schem und anorganischem Anteil erhalten bleibt. Ein typisches Bild
liefert die *Rachitis,* bei der infolge Vitamin D-Mangel und Kalkman-
gel die Bildung kalkhaltigen Knochens aus dem Osteoid beeinträchtigt ist. Das führt zu breiten Osteoidsäumen, die die Vitamin-D-
Mangelkrankheit des Kindes sicher diagnostizieren lassen. Die Behandlung erfolgt ursächlich durch Zufuhr von Vitamin D, sowie
durch UV-Bestrahlungen. Die Vitamin-D-resistente Rachitis (Phos-
phat-Diabetes), die den gleichen Befund bietet, spricht auf diese
Therapie nicht an.

Eine Osteomalazie infolge D-Hypovitaminose wird auch beim Erwachsenen beobachtet; sie zeigt eine mangelhaft gegliederte Knochenstruktur infolge von Anbau kalkarmen Osteoids. So erscheint die
Wirbelkörperstruktur bei der Osteomalazie im Röntgenbild weicher,
verwaschen, ja verwischt — im Gegensatz zu der relativ kontrastrei-
chen Struktur bei der Osteoporose. Doch gibt es Mischformen, so
daß die Diagnose einer Malazie eher durch den Nachweis Looser-
scher Umbauzonen oder aufgrund einer Gewebsentnahme (Kno-
chenbiopsie) zu sichern ist.

Knochenmalazie mit Osteoidbildung, mangelnder Verkalkung und
Erhöhung der alkalischen Phosphatase ist auch Substrat einer *Hun-
gerosteopathie* aufgrund qualitativer Minderwertigkeit der Nahrung,
insbesondere Mangel an Fett, Eiweiß und fettlöslichen Vitaminen.
Das komplexe Geschehen, bei dem weiterhin ein hormonelles Un-
gleichgewicht eintritt, erklärt das gemeinsame Vorkommen von ma-
lazischen und porotischen Veränderungen im Knochen bei der Hun-
gerosteopathie.

Die Therapie der Osteomalazie entspricht der Osteoporosebehand-
lung; zusätzlich werden gezielte Maßnahmen, wie Ernährungsum-
stellung, Vitamingaben, Hormone, evtl. Tumorentfernung durchgeführt. Vorübergehend kann auch die Entlastung der Wirbelsäule,
Bettruhe mit Flachlagerung bzw. Lagerung in einer Gips-Liegeschale
erforderlich werden.

14.3 Primärer Hyperparathyreoidismus — Osteodystrophia fibrosa generalisata [M. Recklinghausen]

Bei der Recklingshausenschen Erkrankung findet sich ein überstürzter Knochenabbau infolge vermehrter Osteoklastentätigkeit. Das führt zu Zysten, die an verschiedenen Skelettabschnitten auftreten und wegen ihres Aussehens als „braune Tumoren" bezeichnet werden, sowie zu Knochenmarksfibrose bei erhaltener Spongiosaarchitektur. In den sogenannten *braunen Tumoren,* die auf Infraktionen zurückzuführen sind, finden sich Blutungen und Riesenzellhaufen; nach Frakturen kann ihre Ausheilung beobachtet werden, wenn der Heilungsprozeß zum Ausgleich von Knochenanbau und -abbau führt. Bei Nierenbeteiligung zeigen sich Fisch-, Platt- und Keilwirbelbildung infolge Zusammensinterung oder Fraktur.

Die Erkrankung beginnt im 2. Lebensjahrzehnt; ihre Beschwerden entsprechen „Rheuma-Schmerzen"; die überwiegend betroffenen weiblichen Patienten klagen über rasche Ermüdbarkeit.

Ursache der Osteodystrophia fibrosa generalisata sind Epithelkörperchenadenome; man findet Hypophosphatämie und starke Hyperkalzämie. Die Therapie besteht in der Entfernung des Epithelkörperchenadenoms.

14.4 Ostitis deformans Paget

Im Anfangsstadium des M. Paget läßt sich über dem betroffenen Skelettabschnitt vermehrte Hautwärme feststellen; später führen Knochenverdickungen und -verbiegungen zur Untersuchung. Nicht selten bleibt die – auch zu den Entzündungen gerechnete – Ostitis deformans wegen Symptomlosigkeit unerkannt.

Es kommt bei wechselndem Überwiegen von Abbau und Anbau zu den typischen *Mosaikstrukturen* und zu einer Verdichtung der Knochenstruktur insgesamt. Die betroffenen Knochen sind plump, und die betroffenen Wirbelkörper zeigen eine unregelmäßige, vergröberte und strähnige Struktur. Neben Knochenverbiegungen an den Extremitäten kommen Verkrümmungen der Wirbelsäule vor.

Beim M. Paget wird eine Osteosklerose einzelner Wirbelkörper, sog. Elfenbeinwirbel, beobachtet. „Elfenbeinwirbel" stellen also kein eigenes Krankheitsbild dar; sie sind vielmehr Ausdruck für sklerotische Vorgänge, wie sie nicht nur beim M. Paget, sondern auch bei sklerosierenden Geschwulstmetastasen vorkommen.

Die klinischen Beschwerden beim M. Paget sind uncharakteristisch; Die Krankheit wird oft nur aufgrund eines röntgenologischen Zufallsbefundes entdeckt, doch äußert sie sich auch mit erhöhter Alkali-Phosphatase im Blut. Spontanfrakturen und gelegentlich sarkomatöse Umwandlung sind beobachtet worden, wobei das infiltrierende Wachstum zu neurologischen Ausfällen führen kann.

Der Verlauf der Ostitis deformans ist schleichend und erstreckt sich über Jahrzehnte; überwiegend sind Männer jenseits des 40. Lebensjahres betroffen. Gelegentlich fällt auf, daß sie an Körperlänge abnehmen, während der Kopfumfang zunimmt („Löwenhaupt").

Differentialdiagnostisch muß die Ostitis deformans Paget vor allem gegen Lues, Osteodystrophia fibrosa generalisata (M. Recklinghausen), chronische Osteomyelitis und gegen Sarkom abgegrenzt werden.

Zur Therapie kommen — abgesehen von Frakturbehandlung und von operativen Maßnahmen bei maligner Entartung — Röntgenbestrahlung, Hormon- und Vitamingaben in Betracht; im ürigen ist symptomatische Therapie angebracht.

14.5 Osteosklerose

Osteosklerosen gehen mit einer *Knochenverdichtung* einher, die gewissermaßen ein Gegenstück zum Knochenschwund bei den Osteoporosen darstellt. Wegen des typischen Röntgenbildes der Osteosklerose wird von „Marmorknochen" gesprochen (M. Albers-Schoenberg, Abb. 91).

Die Osteosklerose läßt sich als anlagebedingte Erkrankung in mancher Hinsicht auch der Glasknochenkrankheit (Osteogenesis imperfecta) gegenüberstellen. Durch überwiegende Osteoblastentätigkeit kommt es zu fortlaufender und überschießender Knochenneubildung, mit der die Resorption durch Osteoklasten nicht Schritt halten kann. Die Osteosklerose hat überwiegend keine klinische Bedeutung und verursacht nur selten Symptome; in der Regel stellt sie einen

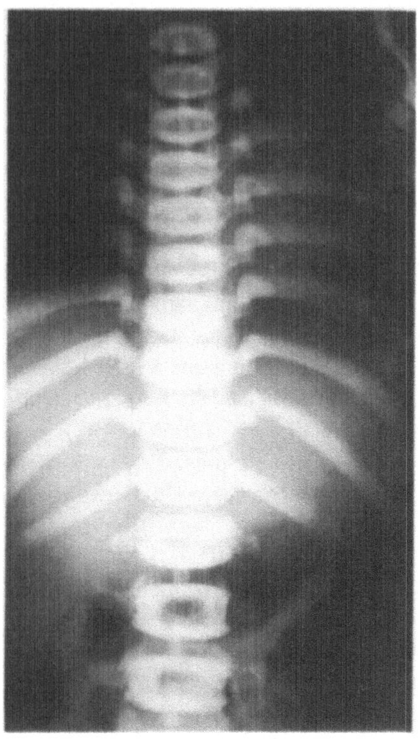

Abb. 91. Röntgenaufnahme einer 7jährigen Patientin mit M. Albers-Schönberg

Zufallsbefund dar, der jedoch von tumorbedingten Wirbelverände-
rungen abzugrenzen ist. Dabei ist zu berücksichtigen, daß gegenüber
der *generalisierten Osteosklerose* die Knochenverdichtungen beim
Tumor lokalisiert sind − *osteosklerotische Geschwulstmetastasen*
können als „Elfenbeinwirbel" imponieren.
Manchmal wird bei der Osteosklerose eine Neigung żu Frakturen,
bei sehr starker Ausprägung auch eine Beeinträchtigung der Kno-
chenmarksfunktion mit dadurch bedingter Anämie und Leukopenie
gefunden. Bei besonders starker Ausprägung der Osteosklerose kann
es auch zu einer Ummauerung der Hirnnerven kommen, die im Ausnahmefall Seh- und Hörvermögen beeinträchtigt.

126

Daneben gibt es *exogene Osteosklerosen* mit Anreicherung anorganischer Gifte in der Knochensubstanz; hier kommt neben Wismut, Blei und Phosphor vor allem die Fluorvergiftung bei Arbeiten in der Aluminiumindustrie in Betracht. Auch bei der renalen Hyperkalzämie als Folge einer Nierenschädigung wird eine Sklerose der Wirbelsäule und anderer Skelettabschnitte beobachtet.

15.6 Osteomyelosklerose

Die Osteomyelosklerose gehört zu den Retikulosen und führt zur Verdichtung der Knochenstruktur mit Störungen der Blutbildung durch Einengung des Knochenmarks. Das typische Röntgenbild zeigt Wirbelformveränderungen und Verdichtungen der Wirbelkörperspongiosa, die sich gegen das Wirbelinnere aufhellen und später die Wirbel auch gleichmäßig durchsetzen. Zu klinischen Erscheinungen von seiten der Wirbelsäule kommt es nicht.

Bei der *Alkaptonurie* finden sich Sklerosierungen von Wirbelkörperabschlußplatten mit Randwucherungen an den Wirbelkanten, die durch mehrschichtige Kalkeinlagerungen das Bild der „Strickleiterwirbelsäule" hervorrufen. Die Alkaptonurie führt zu schwärzlichen Pigmentablagerungen im Bindegewebe und wird dann als *Ochronose* bezeichnet. Ihr liegt ein rezessiv vererblicher Enzymdefekt zugrunde, der mit einer Störung des Abbaus aromatischer Aminosäuren einhergeht. Schwarzfärbung von Harn und Schweiß durch Ausscheidung von Homogentisinsäure wird im 3. Lebensjahrzehnt sichtbar. Neben Gelenkschmerzen kommt es zu Bewegungseinschränkungen der Wirbelsäule, und auch aus diesem Grund muß differentialdiagnostisch der M. Bechterew abgegrenzt werden. Die für die Spondylarthritis ankylopoetica typischen Veränderungen der Ileosakralfugen kommen bei der Ochronose nicht vor.

15 Verletzungen der Wirbelsäule und des Rückenmarks

W. Heipertz

15.1 Wirbelfraktur und -luxation

Wirbelsäulenverletzungen sind vielgestaltig je nach Unfallmechanismus und danach, welche Gewebe und Wirbelsäulenabschnitte betroffen sind. Es handelt sich um Verletzungen nur des Knochens, der Gelenke oder der Weichteile, häufiger aber um eine „gemeinsame Wirbelsäulenverletzung". Der Wirbelbruch mit Weichteilbeteiligung stellt eine häufige Verletzung — überwiegend im Lendenabschnitt — dar.

Bei der *„voll ausgebildeten" Wirbelverletzung* sind neben dem Wirbelkörper auch Zwischenwirbelgewebe, Wirbelbogen und Gelenkfortsätze beteiligt. Die Wirbelsäule ist nicht selten stark abgeknickt und ihre Achse verschoben (Abb. 92). Solche Luxationsfrakturen, aber auch reine Wirbelluxationen (Abb. 93) führen nicht selten zu einer Rückenmarksschädigung, deren Auswirkungen vor allem von der Höhe des betroffenen Wirbelsäulenabschnitts abhängen (siehe dort).

Ursache der *Wirbel-Stauchungsbrüche* ist ein Biegungsmechanismus, wie er beim taschenmesserartigen Zusammenklappen zustandekommt; das ist häufig bei Verkehrsunfällen, beim Sturz aus großer Höhe, bei Verschüttungen und ähnlichen Gewalteinwirkungen der Fall. Wenn der Körper beim Unfall herumgeschleudert oder beispielsweise der Insasse eines Kraftwagens herausgeschleudert wird, ist der Unfallmechanismus unübersichtlicher; dann wirken sich auch noch Folgen des Aufpralls, des Sturzes beispielsweise auf eine Kante usw., aus.

Die durch übermäßige Beugung, durch Stauchung oder durch beides hervorgerufenen Kompressionsbrüche von Wirbelkörpern

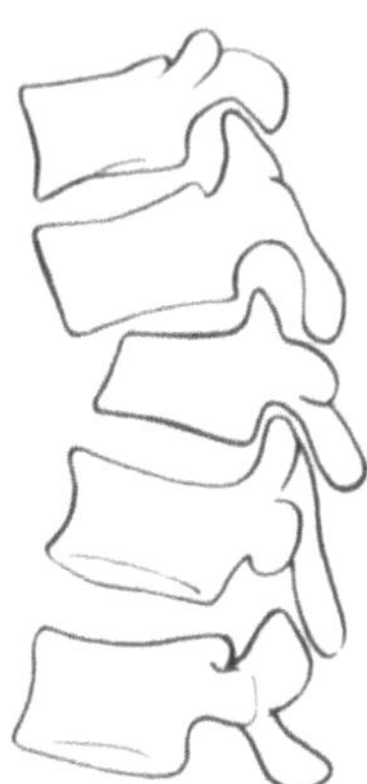

Abb. 92. Voll ausgebildete Wirbelverletzung des 12. BWK

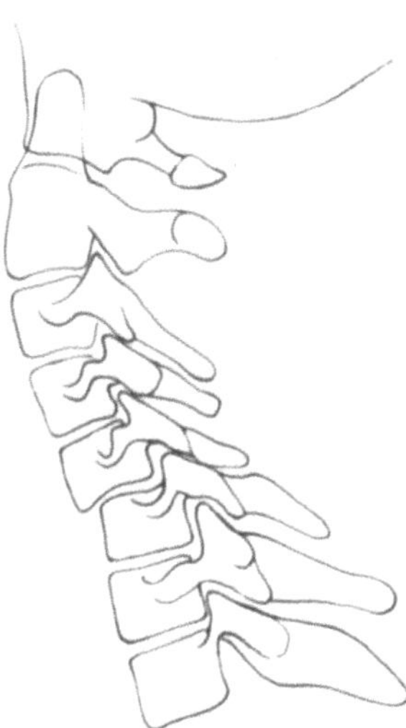

Abb. 93. Wirbelluxation C 5/C 6 (Teil-
querschnittlaesion)

(Abb. 94) stehen den *Luxationsfrakturen* gegenüber, die durch übermäßige Streckung hervorgerufen werden. Verrenkungsbrüche werden bevorzugt an der Halswirbelsäule beobachtet und wie die reine
Wirbelverrenkung mit Extension und Reposition behandelt (s.
Abb.95). Allmählich zunehmender Verlagerung und Instabilität

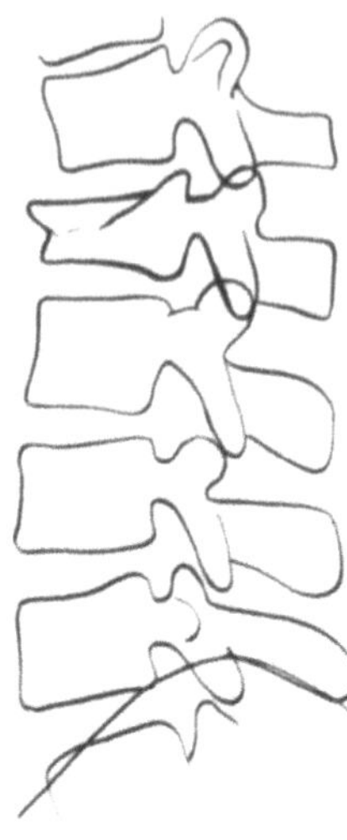

Abb. 94. Kompressionsbruch des 1. LWK

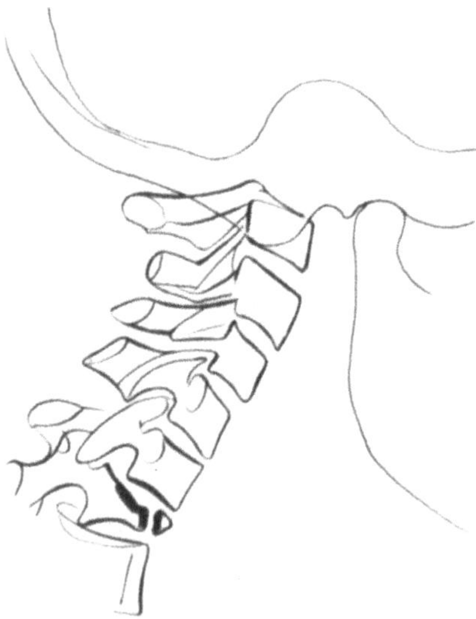

Abb. 95. Verrenkungsbruch des 7. Halswirbels (mit Querschnittslähmung)

mit später noch auftretenden Rückenmarkserscheinungen wird durch operatives Vorgehen (Stabilisierung durch Spondylodese) entgegengewirkt.

Rißfrakturen an den Dorn- und Querfortsätzen werden bei entsprechendem Unfallmechanismus oder infolge Einwirkung unkoordinierter Muskelkräfte beobachtet. Die Bedeutung einer unkoordinierten Kontraktion unter erheblicher Kraftentfaltung der Rumpfmuskulatur als Verletzungsursache darf gerade an der Wirbelsäule nicht unterschätzt werden. — Häufiger aber sind Abrisse bzw. Brüche von Querfortsätzen durch äußere Gewalt; sie kommen auch als Serienbrüche mehrerer oder aller Lendenwirbelquerfortsätze einer Seite vor; Querfortsatzfrakturen erfordern nur kurz dauernde Ruhigstellung; sie hinterlassen keine Dauerfolgen.

Bei *Abschlußplatteneinbrüchen* kann Zwischenwirbelgewebe in den Wirbelkörper hineingepreßt werden. Ein *isolierter Bandscheibenschaden* als Folge ungewöhnlicher und plötzlicher Belastung oder Bewegung ist die Ausnahme; in der Regel ist er Ausdruck einer Vorschädigung des Zwischenwirbelgewebes (s. Kap. 10).

Das Ausmaß einer Wirbelsäulenverletzung ist abhängig von der Größe der einwirkenden Gewalt, aber auch vom Zustand des Knochengewebes; bei Osteoporose führen bereits geringe Gewalteinwirkungen zu erheblichen Wirbelverformungen. Auch andere Vorzustände beeinflussen das Verletzungsbild; bei weitgehender Wirbelsäulenversteifung durch Bechterewsche Erkrankung führte ein verhältnismäßig leichtes Trauma zu einer Luxationsfraktur L 1/2 mit Querschnittslähmung (Abb. 96).

Neben Stauchungs- und Zusammendrückungsbrüchen werden *Wirbelkörper-Trümmerfrakturen* beobachtet, die eine längere Ruhigstellung erfordern. Es kommen auch Schrägfrakturen mit Verschiebung der Bruchstücke vor, sog. Schubbrüche, bei denen immer die Zwischenwirbelscheibe beteiligt ist.

Der *„Wirbelkörper-Kantenbruch"*, der an den vorderen oberen Kanten der Lendenwirbel und der oberen Brustwirbel infolge Einwirkung von Schub- und Abscherkräften beobachtet wird, ist von geringer Bedeutung. Er läßt sich nicht immer von unfallunabhängigen Wirbelkörperkantenabtrennungen abgrenzen.

Die *Diagnostik* der knöchernen Wirbelsäulenverletzung bereitet wegen der Möglichkeit des röntgenologischen Nachweises im allgemei-

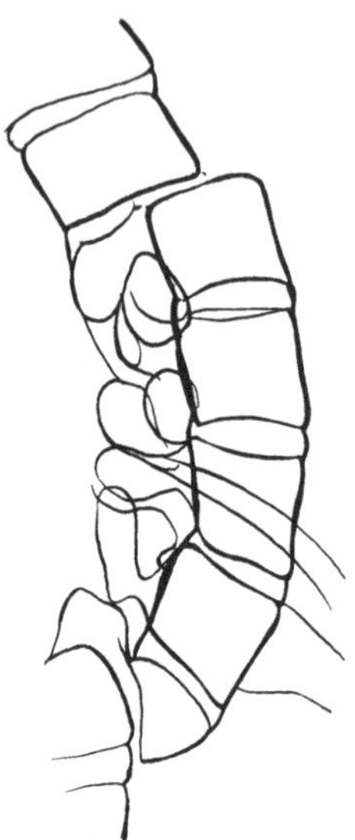

Abb. 96. Wirbelluxationsfraktur L 1/L 2
bei M. Bechterew

nen wenig Schwierigkeiten; der isolierte Wirbelkörperbruch läßt sich durch eine Verdichtungszone im Knochenbälkchenwerk überwiegend im bandscheibennahen Wirbelkörperabschnitt nachweisen und geht mit einer kleinen Stufenbildung der Corticalis einher. Beim Stauchungsbruch ist die Höheminderung im vorderen Anteil des Wirbelkörpers unterschiedlich deutlich; wenn beim reinen Wirbelkörperbruch aber die Keilform gering ist, dann kann die spätere Abgrenzung zu unfallunabhängigen keilförmigen Deformierungen, z. B. bei juveniler Kyphose (Scheuermannsche Krankheit), schwierig werden.

Isolierte Brüche des Wirbelbogens und im Bereich der Zwischengelenkstücke (Interarticularportionen) sind selten; doch kommt es in ihrem Bereich häufiger zu *schleichenden Frakturen* durch ständig wiederholte Traumatisierung (s. Kap. 5). Auch Dornfortsatzbrüche am Übergang von der Hals- zur Brustwirbelsäule sind seltener Folge einer direkten Gewalteinwirkung als einer länger anhaltenden Überforderung, also „Ermüdungsbrüche" (s. Kap. 4).

132

15.2 Weichteilverletzungen an der Wirbelsäule

Prellungen und *Zerrungen* im Bereiche der Wirbelsäule sind ausgesprochen häufig, aber in der Regel nicht bedeutungsvoll; sie gehen mit Blutergüssen und dadurch bedingten Schmerzen im Bereich der Muskulatur einher. Schmerzhafte Bewegungseinschränkungen können eine ernstere Verletzung vortäuschen und machen vorübergehende Schonung erforderlich. Im übrigen beschränkt sich die Behandlung auf die bei einer Weichteilprellung oder -zerrung auch im Bereich der Gliedmaßen üblichen Anwendungen. Wenn eine Fraktur sicher auszuschließen ist, bedarf es der Schonung nur für Tage oder wenige Wochen; Prellungen und Stauchungen der Wirbelsäule pflegen folgenlos auszuheilen.

Nach Prellungen des Steißbeins (Sturz auf das Gesäß) können sich hartnäckige Schmerzen einstellen — ein oft über Monate anhaltender Dauerschmerz oder Schmerzhaftigkeit der Steißbeingegend beim Sitzen, insbesondere auf harter Unterlage; es wird Druckschmerz über dem unteren Kreuzbein und dem Steißbein angegeben, das manchmal abgeknickt erscheint. Das Schmerzbild wird als Kokzygodynie bezeichnet und tritt auch ohne Unfallanamnese auf — eine psychische Komponente ist deutlich. Dem entspricht die Behandlung nach vorherigem Ausschluß eines ernsten organischen Befundes (Frakturfolge, Tumor); auch krankhafte Veränderungen der Kreuz-Darmbeinfugen, des Beckens (rektale Untersuchung, gynäkologische Untersuchung), sowie Ausstrahlungen vom Lumbalbereich sind auszuschließen. In der Mehrzahl sind Röntgenaufnahmen von Kreuz und Steißbein ohne Befund und weitere Folgen nicht zu erwarten.

Anreicherungen der Iliosakralregion beim Szintigramm mit Technetium 99 sollen nicht fehlgedeutet werden, da dieser Bereich normalerweise verstärkt Technetium anreichert (s. Kap. 12).

Auch die ernster zu nehmende *Schleuderverletzung* der Halswirbelsäule hinterläßt in der Regel keinen Dauerschaden; sie erfordert jedoch zunächst Ruhigstellung und häufig längere und intensive Behandlungsmaßnahmen; das rechtfertigt die Annahme einer vorübergehenden Erwerbsbeschränkung wesentlichen Grades für die Dauer von 6 bis 24 Monaten — je nachdem, ob eine verzögerte Rückbildungstendenz infolge von Vorschäden zu berücksichtigen ist.

Beurteilung und Diagnostik isolierter Weichteilverletzungen der Wirbelsäule sind schwierig und verlangen sorgfältige Analysierung des Unfallherganges. Die Diagnose kann nur aufgrund von Tastbefund, Bewegungsprüfung und Berücksichtigung negativer Röntgenzeichen erfolgen. Hierbei ist es besonders wichtig, das Bewegungssegment als Ganzes zu betrachten (s. Kap. 1, S. 6). Es setzt sich aus dem Zwischenwirbelraum und den beiden kleinen Wirbelgelenken (Wirbelbogengelenk) zusammen und schließt nach Junghanns „die entsprechenden Raumanteile des Wirbelkanals und der beiden Zwischenwirbellöcher, sowie die zwischen den Dorn- und Querfortsätzen liegenden Räume" ein. Dadurch sind die Voraussetzungen zur Mitbeteiligung von benachbarten Knochen, Nerven und Gefäßen gegeben.

15.3 Querschnittslähmung

Wirbelsäulenverletzungen können auch dann, wenn sie keine wesentlichen Formveränderungen mit sich bringen, mit einer Schädigung nervöser Substanz, vor allem ihrer Durchblutung, verbunden sein. *Haematomyelie* und die *„Commotio"* des Rückenmarks haben eine noch gute Prognose. Dagegen zeigen *Rückenmarkskompression* und *-kontusion* nur geringe Rückbildungstendenz. Die bei schweren Wirbelsäulenverletzungen beobachtete *totale Querschnittslähmung* ist fast immer endgültig.

Das Behandlungsziel einer Rückenmarksläsion bei Wirbelluxation oder -luxationsfraktur ist die rasche Beseitigung der Druckeinwirkung auf das Rückenmark durch Reposition der Verrenkung bzw. durch operative Druckentlastung (Entfernung von Wirbelbögen), sowie durch Aufrichtung der Wirbelsäule. Im übrigen aber ist bei der Querschnittsläsion konservatives Vorgehen angebracht (s. Kap. 15.5).

15.4 Frakturbehandlung

Die *Stauchungsfraktur* mit keilförmiger Deformierung eines Wirbelkörpers wird nach Böhler durch Aufrichtung im Durchhang und anschließende Fixierung des Rumpfes mittels Gipskorsett unter Überstreckung der Wirbelsäule behandelt. Häufig wird, insbesondere bei geringerer Verformung, das Vorgehen nach Magnus vorgezogen und lediglich flach gelagert — ggf. mit Unterpolsterung in Höhe der Fraktur. Durch den Verzicht auf eine volle Aufrichtung bleibt die durch die Wirbelkörperkompression erhaltene Stabilität des verformten Wirbelkörpers erhalten, und es kann schon nach 4–6 Wochen mit krankengymnastischer Übungsbehandlung, zunächst mit Übungen im Bewegungsbad, begonnen werden. Durchschnittlich braucht nur mit einer Arbeitsunfähigkeit von 3 Monaten gerechnet zu werden, und 90% der Wirbelfrakturen hinterlassen keine wesentlichen erwerbsmindernden Dauerfolgen.

Krankengymnastik spielt in der *Behandlung* aller Wirbelsäulenverletzungen eine entscheidende Rolle; sie wird bei konservativem und operativem Vorgehen gezielt eingesetzt. Der Beginn *krankengymnastischer Behandlung* richtet sich nach Art und Schwere der Verletzung und liegt oft in der zweiten bis dritten Woche nach deren Eintritt. In diesem Stadium, das noch keine Mobilisation gestattet, beschränkt sich die Physiotherapie auf Atemübungen, isometrisches Muskeltraining und Stoffwechselgymnastik. Sie wird in der dritten und vierten Woche um Rückenmassage in Bauchlage und um Übungen im Bewegungsbad erweitert bei gleichzeitiger Steigerung von Spannungsübungen der Rumpfmuskulatur. Zwischen der 4. und 6. Woche gestattet die fortschreitende Knochenheilung des Wirbelbruchs zunehmende Mobilisation, soweit die Begleitverletzungen dies nicht verbieten. Es wird zunächst unbelastet aus Rücken- und Bauchlage, sowie aus dem Vierfüßlerstand geübt. Dann kommen Hockersitz und Stand als Ausgangsstellungen in Betracht. Stehen und Gehen kann eher gestattet werden als das Sitzen, und auch im Hockersitz werden zur Mobilisation der Wirbelsäule zunächst Streckung, Drehung und Seitbeuge geübt und erst als letzte Bewegung die Beugung.

15.5 Behandlungs- und Rehabilitationsmaßnahmen bei Querschnittsläsion

Krankgymnastik und *Sport als Therapie* sind auch wesentlicher Bestandteil der Behandlung einer verbleibenden Rückenmarkschädigung, die als *Querschnittslähmung* bezeichnet wird. Sie beruht überwiegend auf Wirbelverletzungen, kann aber auch durch Wirbeltumoren und -metastasen, sowie Tumoren, Infektionen und Gefäßerkrankungen des Rückenmarks hervorgerufen werden. Die Möglichkeiten der Behandlung und Rehabilitation sind sehr unterschiedlich, je nachdem, ob es sich um eine teilweise oder vollständige Querschnittlähmung handelt und je nach Alter des Verletzten. Bei der totalen und subtotalen Querschnittsläsion liegt eine Lähmung der Muskulatur an den abhängigen Extremitäten mit Verlust des Berührungs-, Schmerz- und Temperatursinnes, sowie ein Ausfall der vegetativen Funktionen, ferner Blasen- und Darmlähmung, überwiegend auch Ausfall der Sexualfunktion, vor.

Die Rückenmarkschädigung im Halsbereich der Wirbelsäule verursacht eine *Tetraplegie* mit Lähmungen am Rumpf, Armen und Beinen. Bei Schädigung im Brust- oder Lendenabschnitt resultiert eine *Paraplegie* mit Lähmungsbild im Bereiche des Rumpfes, des Beckens, sowie der Beine mit Füßen; aber auch die Folgen einer Verletzung der Cauda equina werden als Paraplegie bezeichnet.

Im frischen Verletzungszustand findet sich neben dem Unfallschock ein „*spinaler Schock*" mit Funktionslosigkeit des Rückenmarks und dadurch bedingter besonderer Gefährdung des Verletzten. Bei der Behandlung der frischen Wirbelsäulen- und Rückenmarksverletzung steht deshalb die Schockbekämpfung im Vordergrund. Im Laufe einiger Wochen wandelt sich dann die zunächst schlaffe Lähmung in ein mehr spastisches Lähmungsbild.

Die ordnungsgemäße Behandlung des Querschnittgelähmten erfordert vom Unfalltag an großen Aufwand und ein geübtes Team. Regelmäßige Blasenentleerung durch Katheterismus unter aseptischen Kautelen und regelmäßige Umlagerung des Verletzten, sowie tägliches Durchbewegen der gelähmten Gliedmaßen sind von höchster Wichtigkeit. Sonst muß mit ernsten Komplikationen, vor allem mit Infektionen der Harnwege, Bildung von Druckgeschwüren und Kontrakturen gerechnet werden. Diese schränken die Aussichten auf eine erfolgreiche Rehabilitation des Querschnittgelähmten stark ein und führen zu einer wesentlichen Verlängerung der stationären Behandlung.

Nach ausreichender Konsolidierung der Wirbelfraktur, — in der Regel 3 Monate nach der Verletzung — wird mit der Aufrichtung des querschnittsgelähmten Patienten begonnen; dazu haben sich auch

sog. Stehbretter bewährt. Die zwischenzeitlich durchgeführten aktiven
Übungen für die funktionstüchtig gebliebene Muskulatur des Schultergürtels und der Arme, sowie evtl. des Rumpfes erleichtern die
Sitz-, Steh- und Gehübungen. Die Befähigung zum Sitzen und zu
eigentätiger Fortbewegung mit dem Rollstuhl ermöglicht die Zusammenfassung in Gruppen zu Sport und Spiel. Dadurch wird ein wesentlicher Beitrag für eine bestmögliche Rehabilitation des Schwerstbehinderten geleistet, die die Voraussetzung auch für seine berufliche Wiedereingliederung ist.

16 Chirotherapie, vertebragene Störungen und ihre Behandlung

D. Ruckelshausen

16.1 Einführung

Die Wirbelsäule ist eine zentral gesteuerte Einheit, deren einzelne Segmente keine Eigenständigkeit haben. Deshalb muß vor jeder Behandlung einer vertebragenen Störung eine genaue segmentale Untersuchung des gesamten Achsenorganes stehen, da die gestörte Beweglichkeit eines Segmentes Einfluß auf benachbarte oder sogar weiter entfernte Segmente der Wirbelsäule haben kann. Die Wirbelsäule ist als kybernetische Einheit aufzufassen, deren Steuerungsmechanismen kurz angesprochen werden sollen.

Die Gelenkkapsel des Wirbelbogengelenkes ist zumindest in einigen Wirbelsäulenbereichen in wesentlich höherem Maße als die Gelenkkapseln anderer Körpergelenke Träger von Rezeptoren, von denen proprio- und nozizeptive Reflexe ausgehen. Für die manuelle Medizin ist *der* Anteil des zentralen Nervensystems von Wichtigkeit, der das Arthron beeinflußt und überwacht.

Die oben erwähnten Rezeptoren, die die Information aufnehmen, liegen in der Gelenkkapsel und in den Sehnenansätzen der vertebralen Muskulatur.

Die Propriozeptoren sind für die Meldung des physiologischen Geschehens — wie momentane Stellung des Gelenkes — verantwortlich, während die Nozizeptoren das Funktionieren des Systems an sich überwachen. Das Wirbelbogengelenk kann somit sowohl Sender als auch Empfänger von Reizen sein. Hieraus ergibt sich die heute gängige Erklärung für den nachweisbaren Zusammenhang zwischen gestörter Funktion des Wirbelbogengelenkes einerseits, Muskelverspannung und Beeinflussung entfernt gelegener Organe andererseits. Wenn ein Schmerzreiz entsteht, kommt es zur reflektorischen Antwort an Haut, Muskulatur, Sehnen, Bändern, inneren Organen sowie am Bewegungssegment der Wirbelsäule selbst (Junghanns).

Diese Reflexbögen laufen jedoch auch im umgekehrten Sinne ab, so daß nozizeptive Afferenzen von inneren Organen ebenfalls eine „reflektorische Bewegungseinschränkung", ja Sperre im Wirbelbogengelenk hervorrufen können. Es kommt bei Störungen an inneren Organen, also zur Ausbildung von Headschen Zonen, typischen schmerzhaften Druckpunkten und über muskuläre Verspannungen zur Bewegungseinschränkung im Segment der Wirbelsäule.

Es ist wichtig, den Beginn der Reflexkette zu kennen, da im letztgenannten Falle eine Behandlung des Wirbelbogengelenkes selbstverständlich nicht indiziert ist. Beruht die Störung jedoch auf einem vertebragenen Geschehen, ist es durch die Methoden der manuellen Medizin möglich, gestörte Funktionen der Muskulatur, Haut oder sogar innerer Organe zu behandeln (Aktualitätsdiagnostik nach Gutmann).

16.2 Segmentblockierung

Diese in der Terminologie der Medizin seit langem eingeführte und gebräuchliche Bezeichnung hat sich durch heute mögliche Untersuchungstechniken überlebt, wird jedoch aus praktischen Erwägungen weiterhin beibehalten. Tatsächlich handelt es sich bei der „Blockierung" um eine reversible, funktionelle Störung im Bewegungssegment, die mit einer Einschränkung oder — im Extremfall — mit dem Verlust der Beweglichkeit im Segment einhergeht. Diese ist entweder in einer oder aber in mehreren Richtungen eingeschränkt. Es ist zu beobachten, daß die Bewegungseinschränkung an jedem beliebigen Punkt des möglichen Bewegungsausschlages — auch in Mittelstellung des Gelenkes — vorkommen kann.

16.2.1 Ursachen der Blockierung

Das Entstehen einer Segmentblockierung ist häufig durch Überlastung und/oder Fehlbelastung erklärbar.

Häufige Ursachen sind:

a) Einmalige Schädigung, zum Beispiel im Sinne des „Verhebens"
oder kurzzeitiges Arbeiten in unphysiologischer Haltung.
Therapie: Lösung der Blockierung, eventuell in Verbindung mit
Lockerung der verspannten Muskulatur.

b) Wiederholte Fehlbelastung, zum Beispiel gestörte Statik, lang anhaltende einseitige Arbeitsbelastung, ungünstige motorische Stereotypien (Janda).
Therapie: Neben der Blockierungslösung Beseitigung der Fehlbelastung, zum Beispiel Schuherhöhung bei Beckenschiefstand, Arbeitsplatzwechsel, gezielte Krankengymnastik.

c) Reflektorische Störungen, die zum Beispiel bei Organerkrankun-
gen eine sekundäre Segmentreizung hervorrufen und über muskuläre Verspannungen zur Segmentblockierung führen können.
Therapie: Nach Behebung des primären Schadens kann eine Lösung der noch verbliebenen Segmentblockierung Restbeschwerden beheben.

16.2.2 Hypothesen zur Segmentblockierung

Bis heute wurde ein anatomisches Substrat der Segmentblockierung
nicht gefunden. Die im folgenden erwähnten Theorien sind inzwi-
schen zum Teil verlassen worden, sollen aber kurz beschrieben
werden.

a) Subluxation. Von den Chiropraktoren wurde eine Gelenkarretie-
rung in physiologischer Extremstellung angenommen und als
Subluxation bezeichnet. Heute versteht man jedoch unter Subluxation eine teilweise Trennung der Gelenkflächen voneinander;
hierbei wären Manipulationen absolut kontraindiziert.

b) Bandscheibenverlagerung. Da auch Manipulationen an Bewe-
gungssegmenten ohne Bandscheibe (Kopfgelenke, Iliosakralgelenke) möglich und erfolgreich sind, mußte dieses Denkmodell
verlassen werden; vor allem auch, da bei Blockierungen nur selten ein Anhalt für Bandscheibenbeteiligung besteht.

c) Nerveneinklemmung. Zu dieser Theorie führte das häufig der
Wurzelkompression ähnliche Bild der pseudoradikulären Symptomatik. Bei der Wurzelreizung handelt es sich jedoch meist um

140

einen raumfordernden Prozeß, zum Beispiel Prolaps oder Tumor.
Manuelle Therapie ist hierbei kontraindiziert.

d) Meniskuseinklemmung. Bei pathologisch-anatomischen Untersuchungen sind − vor allem von Emminger − Meniskoide in den
Wirbelgelenken nachgewiesen worden, so daß analog zum Kniegelenk Einklemmungen derselben als Ursache der Blockierung
angesehen wurden. Da diese Meniskoide allerdings nicht in allen
Wirbelgelenken nachgewiesen werden konnten, ist auch diese
Theorie vorläufig anzuzweifeln.

e) Thixotropie. Die aus der Rheumatologie bekannte Eigenschaft
der Synovia, abhängig von ihrer mechanischen Beanspruchung
den Viskositätsgrad zu ändern, könnte gestört sein.

f) Risse in der Chondrosynovialmembran. Von Wolf in Prag ist die
Chondrosynovialmembran als oberste Schicht und gelatinöse
Gleitmembran beschrieben worden. Einrisse in dieser werden
heute als Ursache der Blockierung diskutiert.

g) Grenzflächenschmierung. In letzter Zeit wird eine Störung der
elektrischen Ladung der Gelenkoberfläche und somit der
„Grenzflächenschmierung" als Ursache der Blockierung diskutiert.

16.3 Klinisches Bild

Dieses setzt sich sowohl aus einem direkten lokalen Geschehen als
auch einer Störung im neurologischen Segment zusammen. Wie bereits unter 16.1 erwähnt, kommt es durch die Blockierung sowohl zur
reflektorisch-segmentalen als auch zur zentralen Fehlsteuerung in
anderen Körperregionen, es zeigen sich also neben schmerzhafter
Bewegungseinschränkung, Periostdruckpunkten und Verspannung
der zum Segment gehörenden Muskulatur auch Abschwächung der
groben Kraft der segmentalen Kennmuskulatur (Hansen/Schliack),
positive Kiblerfalte als Ausdruck einer hyperalgischen Bindegewebs-
zone sowie mitunter ausstrahlende Schmerzen im neurologischen
Segment, so daß nach Brügger von einem „pseudoradikulären Syndrom" gesprochen werden muß.
Als Leitsymptom der Segmentblockierung kann wohl am ehesten die
Muskelverspannung gelten. Die Insertionstendinosen, die im Bereich

der Dorn- und Querfortsätze eines blockierten Wirbels auftreten,
ermöglichen dem erfahrenen Manualtherapeuten, die genaue Stellung des blockierten Wirbels zu ertasten. So finden sich zum Beispiel
bei einem linksrotierten Wirbel ein druckschmerzhafter linker Querfortsatz mit Druckschmerz über der rechten Seite des entsprechenden Dornfortsatzes.

Klinische Zeichen der Blockierung:

a) Bewegungseinschränkung, die nur bei der exakten segmentalen
   Untersuchung zu diagnostizieren ist und sich in der Einschränkung bzw. Aufhebung des joint play manifestiert.

b) Segmentale Irritationen, die direkt die autochthone Muskulatur
   betreffen oder aber über den ventralen oder dorsalen Ast des
   Spinalnerven Veränderungen hervorrufen können.

Irritationen über den *ventralen* Ast rufen als klinische Symptome
Myogelosen oder Tendomyosen der Kennmuskulatur (Hansen/
Schliack) sowie pseudoradikuläre Schmerzen hervor, die sich von
radikulären in Charakter und Ausbreitung deutlich unterscheiden.

Irritationen über die vegetativen Fasern des *dorsalen* Astes des Spinalnerven führen im Dermatom klinisch zu:

veränderter Schweißsekretion,

Steigerung der Hauttemperatur,

Hyperalgesie und Bindegewebsverquellung (nachweisbar durch die
Kiblerfalte),

Abschwächung der groben Kraft einzelner Muskelgruppen, besonders deutlich an der oberen Extremität nachweisbar.

Die Vielfalt der oben beschriebenen Symptome zeigt, daß der vom
Patienten lokalisierte Schmerz einen segmentalen Tastbefund nicht
ersetzt.

Das klinische Bild der Segmentblockierung ist in seiner Schmerzintensität nicht abhängig vom Grad der Funktionsstörung. Es gibt Patienten mit schweren Funktionsstörungen, die nur geringe Beschwerden angeben, dagegen aber auch Patienten mit nur geringen Bewegungseinschränkungen und schwerster klinischer Symptomatik. Der
Vergleich zwischen Bewegungseinschränkung und klinischer Symptomatologie läßt daher zusätzlich Schlüsse auf die vegetative Reaktionsbereitschaft des Patienten zu.

Die Segmentblockierung wird bei Jugendlichen im allgemeinen gut
kompensiert und bleibt klinisch erst unbemerkt. Trotzdem kommt es

zur Überlastung oder Fehlbelastung im Bereich *der* Wirbelsäulenabschnitte, die die Segmentblockierung kompensieren müssen. Es kann schließlich zu Hypermobilität und degenerativen Veränderungen kommen, die wiederum weitere Funktionsstörungen hervorrufen, bis es schließlich zur Dekompensation und somit Ausbildung des Schmerzbildes kommt.

16.4 Untersuchung

Zu den allgemein üblichen Untersuchungsmethoden haben folgende spezielle Betrachtungsweisen Eingang in die manuelle Medizin gefunden (s. auch Kap. 2).

16.4.1 Anamnese

a) Haltungs- und Lageabhängigkeit des Schmerzes. Hier sprechen Schmerzen, die am stärksten nach dem Schlafen oder längeren Ruhepausen auftreten für eine Blockierung im Wirbelbogengelenk. Schmerzverstärkung bei Belastung oder Anlaufschmerz weisen dagegen auf muskuläre oder ligamentäre Insuffizienz (Hypermobilität) hin.

b) Akutes Auftreten von Beschwerden läßt auf eine Blockierung des Wirbelbogengelenkes schließen.
Progredienter Verlauf dagegen spricht eher für Entzündung oder Tumor, hier ist auch das Alter des Patienten von Wichtigkeit.

c) Traumen, − auch jahrelang zurückliegende leichte Verletzungen − können zu Blockierungen geführt haben, die erst nach langem schmerzfreiem Intervall dekompensieren (s. Kap. 16.3).

d) Erfragen von Schmerzen auch in anderen Wirbelsäulenabschnitten (s. Kap. 16.1).

e) Psychische Anamnese. Psychische Überlastung kann zur Ausbildung oder Verstärkung des klinischen Bildes der Blockierung führen.

16.4.2 Aspekt/Höhenlokalisation

Neben der Beachtung der physiologischen Krümmung sowie des geraden Aufbaues der Wirbelsäule muß vor allem auf die Ausbildung eines harmonischen Bogens bei Seitneigung, Vor- und Rückwärtsbeugung geachtet werden (Abb. 97).

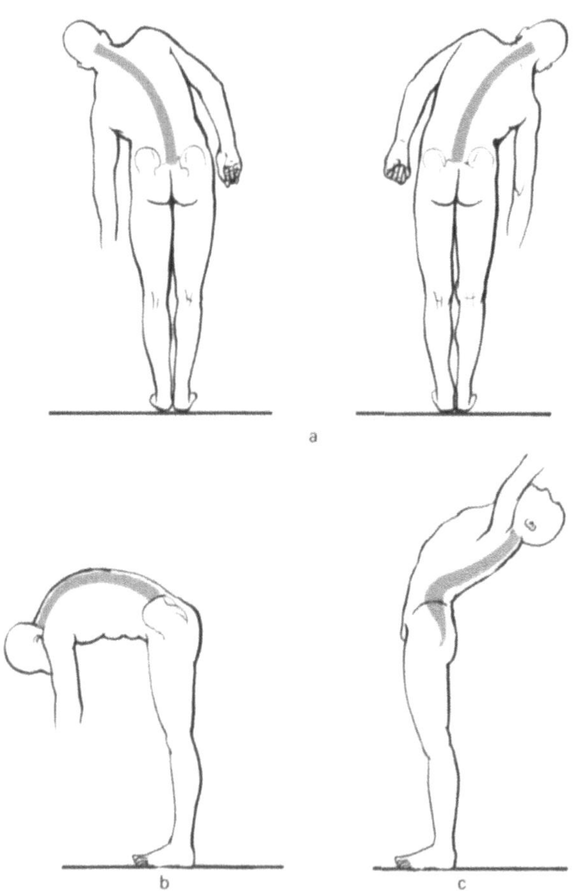

Abb. 97. a Seitneigung (Ausbildung eines harmonischen Bogens);
b Anteflexion (Abflachung der Lendenlordose, vermehrte BWS-Kyphose);
c Retroflexion (Abflachung der BWS-Kyphose, vermehrte Lendenlordose)

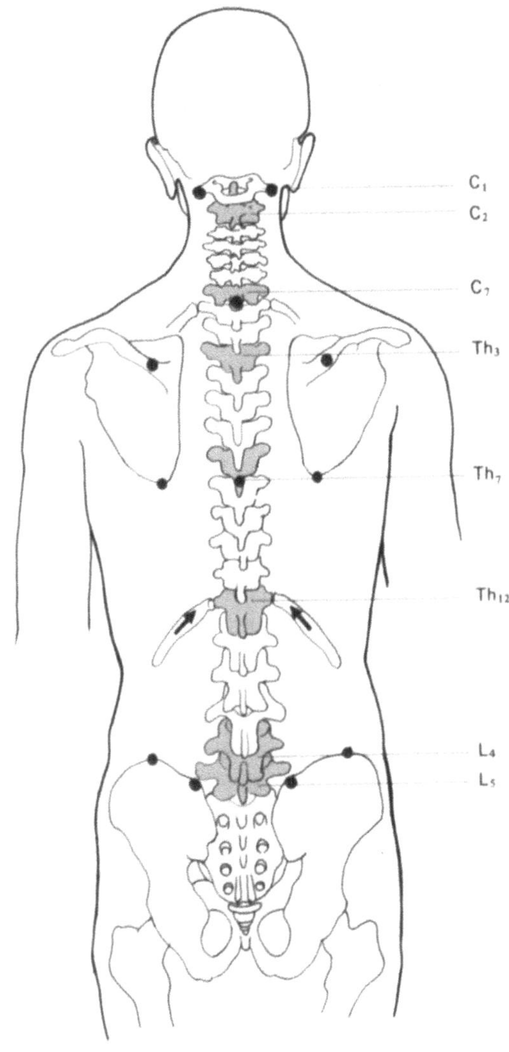

Abb. 98.
Höhenlokalisation

Daneben sind einige Hilfspunkte für die Auffindung bestimmter Wirbel von Bedeutung (Abb. 98).

Atlas: Die Querfortsätze sind zwischen dem aufsteigenden Kieferast und dem Processus mastoideus tastbar.

Axis: Der Dornfortsatz ist der erste tastbare Dornfortsatz unter der Hinterhauptschuppe.

C 7: Der Dornfortsatz bleibt bei Retroflexion tastbar, der Dornfortsatz C 6 „gleitet" nach ventral.

Wirbelkörper Th 3: In Höhe der Spina scapulae bei hängenden Armen.

Wirbelkörper Th 7: In Höhe des Angulus inferior scapulae bei hängenden Armen.

Wirbelkörper Th 12: In Verlängerung der Achse der letzten Rippe nach medial.

Interspinalraum L 4/5: Auf der Verbindungslinie der Darmbeinkämme.

Wirbelkörper L 5: In Höhe der Spina iliaca posterior superior.

16.4.3 Segmentale Untersuchung

Der von Mennell eingeführte Begriff des „joint play" als Maß der Bewegbarkeit eines Gelenkes in allen Ebenen hat sich gut bewährt. Hierunter versteht man passive Bewegungen in Richtungen, die bei aktiver Bewegung nicht durchführbar sind. Das joint play gibt somit einen genauen Aufschluß über den Spannungszustand der Gelenkkapsel, der für die Funktion des Gelenkes von außerordentlicher Wichtigkeit ist. Es handelt sich beim joint play um Parallelverschiebung und Distraktion der Gelenkflächen und nicht um Funktionsbewegungen. Als Beispiel sei hier zum besseren Verständnis das einachsige Fingermittelgelenk mit seiner physiologischen Möglichkeit der aktiven Beugung und Streckung genannt. Daneben sind in diesem Gelenk als joint play folgende Bewegungen möglich:

Trennung der Gelenkflächen voneinander (Traktion),

Rotation um die Längsachse,

Parallelverschiebung dorso-volar,

Parallelverschiebung radio-ulnar (Abb. 99).

Auf das Wirbelbogengelenk bezogen: Das Gelenk wird in Endstellung gebracht, es hat leichte Vorspannung, anschließend wird der

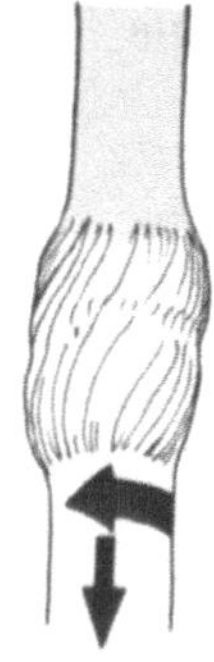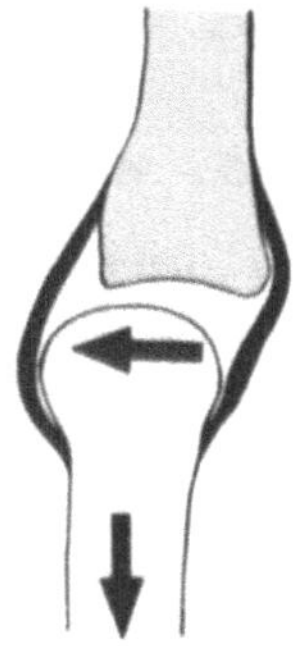

Abb. 99. Joint play (dargestellt am
Fingermittelgelenk)

Druck federnd gesteigert. Ein normal bewegliches Gelenk gibt diesem Druck stetig nach, im blockierten Gelenk tritt ein plötzlicher Widerstand auf. Das Ertasten der Unterschiede in der Spannungszunahme erlaubt die Beurteilung der Beweglichkeit des Gelenkes und führt somit zur Diagnose „Blockierung" im gestörten Segment. Bei der segmentalen Untersuchung ist also die Vorspannung sehr wichtig.
Die Technik der segmentalen Untersuchung soll im speziellen Teil im einzelnen abgehandelt werden.

16.4.4 Röntgenuntersuchung

Diese dient vor allem dem Ausschluß von Blockwirbeln, Frakturen, Tumoren, Tuberkulose und anderen entzündlichen Prozessen, Spangenbildung, kurz dem Ausschluß von Kontraindikationen zur manuellen Therapie.
Da man durch Röntgenaufnahmen jedoch auch wichtige Hinweise zur Statik erhalten kann, sollte gerade im Bereiche der Wirbelsäule stets unter konstanten Bedingungen geröntgt werden. Nur so kann man über Jahre vergleichbare Aufnahmen erhalten. Anhand der Röntgenaufnahmen ist es möglich, Verschiebungen, Rotationen und andere Fehlstellungen zu diagnostizieren. Diese sind jedoch lediglich als *Hinweise* auf eine Blockierung des Wirbelbogengelenkes zu werten. Tritt zum Beispiel bei einem Beckenschiefstand keine bzw. eine paradoxe Skoliosierung auf, so kann im unteren Lendenwirbelsäulenbereich eine Blockierung vorliegen.

16.5 Manuelle Therapie

16.5.1 Allgemein

Ziel der manuellen Medizin ist es, die gestörte Gelenkfunktion durch
eine schmerzfreie Handgrifftechnik an der Wirbelsäule wiederherzu-
stellen. Die aus dieser Behandlungsmethode — die schon in frühen
Kulturen der Menschheit angewandt wurde — bekannten „Griffe"
wurden seit dem 19. Jahrhundert unter anderem von Palmer, Still
und Mennell gesammelt, weiterentwickelt und in die Schulmedizin
eingebracht.

In jüngerer Zeit haben vor allem Gutmann und Kaltenborn die Be-
handlungstechniken verfeinert und ungefährlich gemacht. Neben
dem röntgenologischen Ausschluß von Kontraindikationen wurde
diese „Entschärfung" der Methode durch eine neue Grifftechnik erreicht: Anstelle von Rotationsgriffen sind Traktionsgriffe getreten.
Véle, Jirout und Lewit haben erstmals auf dem Gebiet der Neuro-
physiologie und Neuroradiologie Grundlagen der manuellen Medizin
erforscht.

Innerhalb der manuellen Therapie werden Manipulation und Mobilisation unterschieden. Begriffe wie Reposition, Einrenken oder Adju-
stierung sind als unhaltbar verlassen worden.

16.5.2 Mobilisation

Die Bewegungen des Gelenkspiels werden wiederholt rhythmisch
passiv ausgeführt, um so den Bewegungsraum zu erweitern. Die beim
gestörten Gelenkspiel pathologisch engen Grenzen des Bewegungs-
raumes werden so erreicht und langsam zum Gesunden hin verschoben, jedoch bei dieser Behandlung nie überschritten.
Diese zeitlich aufwendige Behandlungstechnik ist manchmal zur
Vorbereitung einer Manipulation notwendig.

16.5.3 Manipulation

Hierbei handelt es sich um Wiederherstellung der eingeschränkten
Funktion durch eine Reflextherapie. Wenn die Grenzen der Beweglichkeit im Sinne der Mobilisation erreicht sind, wird ein zusätzlicher

Impuls in der Richtung, in der vorher mobilisiert wurde, gegeben. Die Gelenkflächen werden hierbei voneinander abgehoben oder gegeneinander verschoben, es kommt zum „Gelenkknacken". Die Kraftanwendung ist verhältnismäßig gering, der Impuls dauert nur Bruchteile von Sekunden, die Bewegungsstrecke ist extrem kurz. Zeitlich verläuft die Manipulation folgendermaßen:

a) Das blockierte Gelenk wird in Vorspannung gebracht (Grenze der passiven Beweglichkeit).
b) Impuls unter Beachtung der Gelenkflächenstellung, die Gelenkflächen werden voneinander getrennt.
   Das hierbei auftretende Knacken wurde wiederholt aufgezeichnet und zeigt verschiedene Schallqualitäten, die aber zur Zeit noch nicht exakt erklärbar sind (Wolff und Lewit).

Behandelt wird stets schmerzfrei, unter exakter Verriegelung der übrigen Segmente und möglichst senkrecht zur Stellung der Gelenkflächen (Traktion). Finden sich mehrere Blockierungen, sollte nur die „Schlüsselregion" (Blockierung bestimmter Segmente, die erfahrungsgemäß Blockierungen anderer Segmente nach sich zieht) behandelt werden. Erst bei einer Kontrolluntersuchung sollen eventuell noch verbliebene Bewegungsstörungen gelöst werden.
Für die technische Durchführung der Manipulation gelten heute folgende drei Grundregeln:

a) Schonung der Gelenkflächen. Diese wird durch Traktion — eine Behandlung senkrecht zur Gelenkfläche — erreicht, so daß keine Scherkräfte entstehen können und der Gelenkknorpel nicht verletzt wird.
b) Häufige Wiederholung der Manipulation eines Segmentes führt ebenso wie falsche Technik zur Hypermobilität und sollte deshalb vermieden werden (s. Kap. 16.7).
c) Verriegelung. Es soll nur das jeweils blockierte Gelenk behandelt werden. Die benachbarten Gelenke werden verriegelt, also so eingestellt, daß sie unter der Behandlung keine Bewegung zulassen. Dies ist durch Rotation oder/und Seitneigung zu erreichen (Knochenführung). Eine weitere Möglichkeit bietet die Bandstraffung, zum Beispiel in Anteflexion der Wirbelsäule (nicht so exakt).

16.5.4 Ergänzende physikalische Maßnahmen

Durch Mobilisation und Manipulation wird das bereits oben erwähnte „joint play" wiederhergestellt. Noch verbleibende muskuläre Verspannungen müssen gemischt krankengymnastisch-physikalisch behandelt werden, da sie sonst zur Ursache neuer Blockierungen werden können.

16.6 Reaktionen auf manuelle Therapie

Nach Lösung von Segmentblockierungen ist bei einigen Patienten für zwei bis drei Tage mit einer Schmerzverstärkung zu rechnen, die als Reaktion zu werten ist. Diese kann durch Wärmeanwendung meist günstig beeinflußt werden. Nach erfolgter Manipulation ist die sofortige Wiederherstellung der Beweglichkeit tastbar, oft sind vorher bestehende hyperalgetische Zonen, ausstrahlende Schmerzen sowie Bewegungseinschränkungen in Extremitätengelenken sofort behoben. Die grobe Kraft einzelner Muskelgruppen kann sich sofort nach der Behandlung normalisieren, Hauttemperaturdifferenzen an symmetrischen Körperstellen gleichen sich aus. Objektiv läßt sich außer dem wiederhergestellten joint play nach Manipulation auch im EMG eine Zunahme der Muskelaktivität — also der Kraft — nachweisen (Véle, Gutmann). Zusätzlich sei noch erwähnt, daß sich bei Blockierungen beobachtete inverse plethysmographische Reaktionen — Vasodilatation nach elektrischem Schmerzreiz — nach Manipulation normalisieren (Starý et al.).
Gelegentlich auftretende Flush-Reaktionen sind meist nur von kurzer Dauer (Sekunden).
Nach Manipulation besonders im oberen Halswirbelsäulenbereich wurden Basilaris-Thrombosen beschrieben. Wegen der ausgesprochenen Seltenheit dieser Komplikation im Vergleich zur Zahl der Manipulationen in diesem Wirbelsäulenabschnitt erscheint ein ursächlicher Zusammenhang unwahrscheinlich.

16.7 Kontraindikationen zur manuellen Therapie

Absolute Kontraindikationen stellen all jene Erkrankungen dar, bei denen durch Manipulation bzw. Mobilisation eine Befundverschlechterung zu erwarten ist. Hierunter fallen vor allem spezifische Entzündungen, Tumoren, Metastasen, schwerer Morbus Scheuermann, Mißbildungen, schwere traumatische Folgezustände, Wurzelirritationen, ausgeprägte degenerative Veränderungen sowie einige Stoffwechselerkrankungen wie Osteomalazie, schwere Osteoporose etc.

Relative Kontraindikationen sind frische Traumen ohne Fraktur oder Luxation. Wegen der nicht erkennbaren möglichen Weichteilverletzungen (Erdmann) ist die Manipulation nach frischen Traumen kontraindiziert; erst nach vier bis sechs Wochen kann eine manuelle Behandlung noch bestehender Beschwerden durchgeführt werden. Asymmetrien im Bereich der Wirbelsäule stellen ebenfalls eine relative Kontraindikation dar. Die Manipulation einer Blockierung ist hier nur dann sinnvoll, wenn nicht aufgrund der besonderen anatomischen Verhältnisse eine ausgeprägte Rezidivneigung besteht. Anderenfalls führt die entsprechend häufig durchgeführte Manipulation zur Hypermobilität.

Bei Hypermobilität handelt es sich um ein pathologisches Geschehen, das Segment neigt zu vorzeitigem Verschleiß sowie zu rezidivierenden Blockierungen. Deshalb muß die Hypermobilität durch exakte Untersuchung diagnostiziert werden, um eine zu häufige Behandlung und damit Verstärkung derselben zu verhindern (s. Kap. 16.5.3).

Liegt jedoch eine konstitutionsbedingte Hypermobilität — erkennbar an allgemeiner Überstreckbarkeit der Gelenke — vor, können Blockierungen auftreten, die unter exakter Verriegelung der anderen Segmente schonend behandelt werden müssen. Beläßt man die Blockierung, so nimmt die Hypermobilität der benachbarten Gelenke im Sinne der Kompensation noch zu. Bei diesen Patienten findet man häufig den ligamentären Schmerz, der sich vom Blockierungsschmerz nur dadurch unterscheidet, daß er sich durch Untersuchung (passive Bewegung) trotz freier Beweglichkeit des Wirbelbogengelenkes auslösen läßt. Typisch für den ligamentären Schmerz ist weiterhin sein Auftreten bei anhaltender Belastung, zum Beispiel Stehen, Sitzen oder bei maximaler Anteflexion, also Haltungen, in denen die Muskulatur im Gegensatz zu den Bändern nur wenig belastet wird.

Relative Kontraindikationen sind auch Gravidität, leichte degenerative Veränderungen und schwere muskuläre Verspannungen, die keine exakte Verriegelung zulassen.

Natürlich ist es kaum vermeidbar, im Anfangsstadium von Tumoren, die zu dieser Zeit klinisch oder röntgenologisch noch nicht faßbar sind, eine sekundäre Wirbelblockierung als primäre zu diagnostizieren und zu manipulieren. Hierbei findet man oft sogar eine vorübergehende Besserung des Beschwerdebildes, doch kommt es ohne ersichtlichen Grund zu Rezidiven.

16.8 Halswirbelsäule

16.8.1 Kopfgelenke

a) Anatomie

Wegen der von der übrigen Halswirbelsäule stark abweichenden Anatomie der Gelenke zwischen Occiput, Atlas und Axis sollen diese gesondert betrachtet werden. Die Funktionseinheit Occiput/Atlas/Axis ist durch sechs Gelenke untereinander verbunden: Occiput/Atlas sowie Atlas/Axis durch die kleinen Wirbelgelenke, zusätzlich vorderes und hinteres Densgelenk zwischen vorderem Atlasbogen und Dens bzw. Dens und Ligamentum transversum atlantis, das mit der Membrana tectoria die Vorderwand des Wirbelkanals bildet. Die Ligamenta alaria ziehen von den Seiten des Dens zur medialen Fläche des Condylus occipitalis beiderseits. Während die Gelenkflächen der übrigen Halswirbelsäule von medial vorn oben nach lateral hinten unten gerichtet sind, laufen sie beim Atlas konisch nach innen zu, so daß die massae laterales beiderseits einen nach außen stärker werdenden Keil bilden.

Zusätzlich sei noch erwähnt, daß die Kapseln der Gelenke zwischen Occiput, Atlas und Axis in hohem Maße Träger von Rezeptoren der Stell- und Haltereflexe sind. Durch eine Reizung in diesem Gebiet kann es nicht nur zu lokalen Schmerzbildern, sondern auch zu einer neuromuskulären Fehlsteuerung im Lendenwirbelsäulen-Beckenbereich und sogar in den unteren Extremitäten kommen.

152

b) Bewegungsmöglichkeiten

Bei der Anteflexionsbewegung müssen Nicken (Kopfgelenke) und Beugen (gesamte Halswirbelsäule) unterschieden werden.

Bei der Nickbewegung (das Kinn nähert sich dem Kehlkopf) rutschen die Kondylen des Occiput in den Gelenkflächen des Atlas nach hinten, die Entfernung Occiput/hinterer Atlasbogen vergrößert sich, der Clivus-Dens-Winkel wird kleiner. Zusätzlich vergrößert sich der Abstand zwischen Arcus dorsalis atlantis und dem Dornfortsatz C 2 (Anteflexionsstellung des Atlas gegenüber Axis).

Bei Anteflexion der gesamten Halswirbelsäule (das Kinn nähert sich dem Sternum) entfaltet sich die Dornfortsatzreihe der Halswirbelsäule, der Atlas zeigt jedoch ein besonderes Verhalten: Er gleitet gegenüber den Kondylen nach dorsal, der hintere Atlasbogen steigt an und nähert sich dem Occiput (Occiput zum Atlas in Retroflexionsstellung). Gleichzeitig vergrößert sich die Anteflexionsstellung zur Axis. Der bei der Nickbewegung verkleinerte Clivus-Dens-Winkel vergrößert sich wieder.

Bei der Retroflexion findet die Hauptbewegung zwischen Atlas und Axis, weniger zwischen Occiput und Atlas statt. Der Arcus dorsalis atlantis nähert sich dem Occiput (wie bei der Beugebewegung).

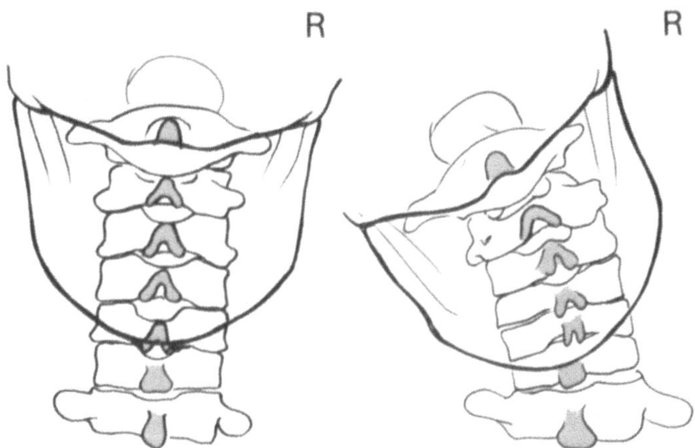

Abb. 100. Seitneigungsverhalten der Halswirbelsäule (Atlasverschiebung nach links, Occiput/Atlas-Rotation nach rechts, C 2 bis Th 4 — Rotation nach links bei Linksseitneigung)

Die Rotation findet in den Kopfgelenken hauptsächlich zwischen
Atlas und Axis (etwa 25 Grad Bewegungsausschlag) statt. Erst bei
endgradiger Rotation des Kopfes kommt es zu einer leichten federn-
den Bewegung zwischen Occiput und Atlas. Die Rotation in den
Kopfgelenken wird durch die Ligamenta alaria begrenzt.
Wegen der Keilform der Massae laterales des Atlas kommt es bei
Seitneigung zu einem Gleiten des Atlas zur Konkavität, gleichzeitig
rotieren Kopf und Atlas gegensinnig, zum Beispiel gleitet der Atlas
bei Linksseitneigung nach links bei gleichzeitiger Rechtsrotation von
Occiput und Atlas (Abb. 100).

c) Untersuchung

Klinisch: Für die klinische Untersuchung der Kopfgelenke stehen
nur wenige tastbare Punkte zur Verfügung: Von C 1 lassen sich die
Querfortsätze zwischen Mastoid und aufsteigendem Unterkieferast
tasten (Abb. 101). Von C 2 lassen sich sowohl die Querfortsätze als
auch der Dornfortsatz tasten, dieser ist als der erste Dornfortsatz unter dem Occiput tastbar (s. Abb. 98).
Schmerzpalpation: Hierbei wird der Querfortsatz des Atlas von dorsal und ventral beurteilt: Ein in Rotationsstellung blockierter Atlas

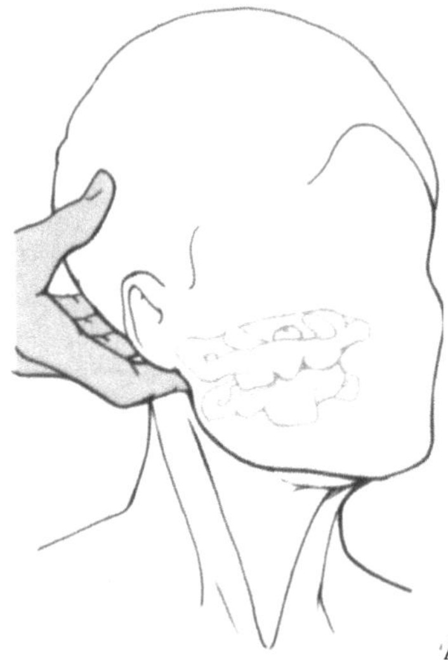

Abb. 101. Palpation Querfortsatz/Atlas

zeigt Druckschmerzhaftigkeit an der Vorderseite des ventral stehenden und an der Rückseite des dorsal stehenden Querfortsatzes. Bei der Axis finden sich die Hauptschmerzpunkte wie an den übrigen Halswirbeln über dem dorsal stehenden Quer-/bzw. Gelenkfortsatz sowie über dem Dornfortsatz.

Muskulatur: Bei Bewegungsstörungen im Bereich der Kopfgelenke finden sich häufig Verspannungen der tiefen Nackenmuskulatur, des M. sternocleidomastoideus, M. trapezius und des M. levator scapulae.

Segmental: Die segmentale Untersuchung macht es möglich, die Bewegung der einzelnen Wirbel gegeneinander zu tasten. Ante- und Retroflexion lassen sich zwischen Occiput und Atlas nur schwer ertasten, da hierbei nur kleine Bewegungsausschläge zwischen Atlasquerfortsatz und Mastoid zu erwarten sind. Auch bei der Rotation kommt es nur, wie schon oben beschrieben, zu kleinen Bewegungsausschlägen. Diese können nur in der Endphase der Rotation des Kopfes als federnde Bewegung am Querfortsatz getastet werden (Abb. 102). Bei der Seitneigung wird ein Hervortreten des Querfortsatzes des Atlas zur Neigungsseite getastet.

Rotationsbewegungen zwischen Atlas und Axis lassen sich durch

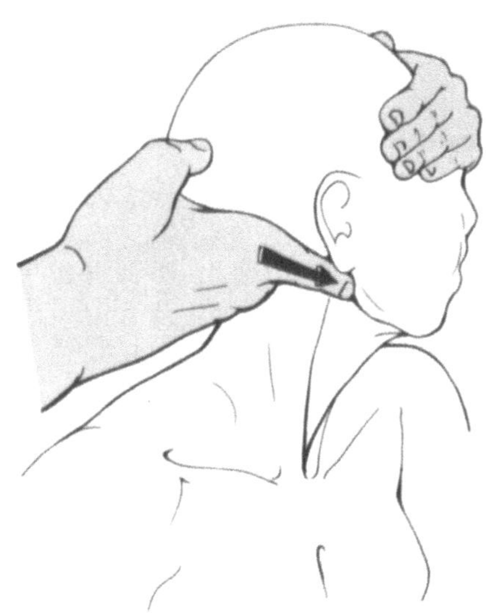

Abb. 102. Palpation der
Rotation Occiput/Atlas

Drehen des Kopfes um etwa 25 Grad nach beiden Seiten tasten, hierbei darf der Dornfortsatz der Axis nicht mitrotieren. Die Halswirbelsäule wird bei der Untersuchung in leichte Anteflexionstellung gebracht, um so Rotationsbewegungen in den tiefer liegenden Gelenken zu vermeiden (Bandverriegelung).

Zur Prüfung der Seitneigung zwischen Atlas und Axis wird ein „seitliches Nicken" durchgeführt, hierbei wird der Neigungswinkel beider Seiten verglichen. Bei der Seitneigung kommt es gleichzeitig zum Ausweichen des Dornfortsatzes der Axis zur konvexen Seite, so daß die Rotation zwischen Atlas und Axis bei der Seitneigung mitgeprüft werden kann.

Röntgenuntersuchung: Wie bereits erwähnt, sollte zum Ausschluß von Kontraindikationen vor jeder manuellen Behandlung der Wirbelsäule eine Röntgenaufnahme angefertigt werden. Diese liefert zudem noch zusätzliche Informationen, die im folgenden aufgezeigt werden sollen.

An die Röntenaufnahmen müssen folgende Forderungen gestellt werden: Die a.p. Aufnahme muß im Liegen mit geöffnetem Mund ohne Unterkieferbewegung angefertigt werden. Der Patient soll seine Gewohnheitshaltung einnehmen. Es werden bei der Aufnahme nach Sandberg/Gutmann folgende Strukturen dargestellt:

Mitte der Schneidezähne,

Dens/Axis und Hinterhauptschuppe auf einer Geraden untereinander,

aufsteigender Kieferast und Mastoid sollen rechts/links gleich breit sein,

die Kinnspitze soll in Mitte der Halswirbelsäule projiziert werden.

Bei der *Beurteilung der Röntgenbilder* hat sich die Beachtung der in Abb. 103 angegebenen Punkte bewährt: Denslot, parallel zu den Condylenloten, nach beiden Seiten gleicher Abstand.

Die Querfortsätze des Atlas projizieren sich gleich breit und gleich lang.

Die medialen Aufhellungen stellen sich symmetrisch dar.

Der Dens/Massa lateralis-Abstand ist beiderseits gleich groß.

Die unteren Atlasdreiecke (unter dem Arcus dorsalis) sind gleich groß.

Die spindelförmige Auftreibung des Arcus dorsalis atlantis projiziert sich in Densmitte.

156

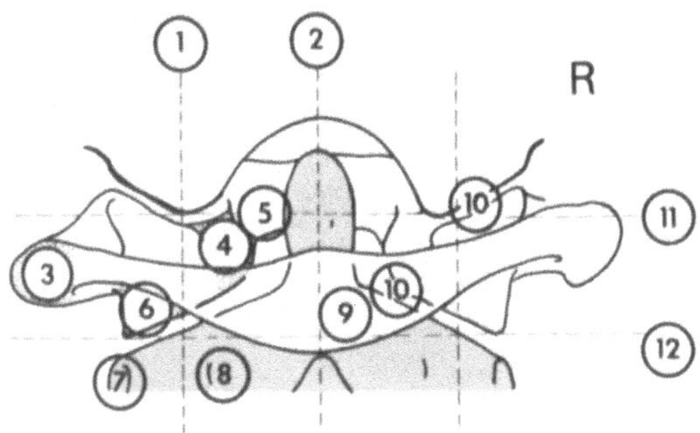

Abb. 103. Röntgen-Skizze obere Halswirbelsäule ap

Die Gelenkspalten sind gleich groß, die Gelenkflächen decken sich.
Kondylenwaagerechte und Atlasbasislinie verlaufen parallel.
Symmetrie der Foramina der Arteria vertebralis in den Querfortsät-
zen der Axis.
In den Seitaufnahmen, die stets im Sitzen angefertigt werden, sollen
sich die Unterkieferäste decken, der harte Gaumen horizontal stehen
und die Schädelbasis mit Clivus und Sella zur Darstellung kommen.
Folgende Punkte finden besonders Beachtung (Abb. 104):
Vorderseite des Dens und Hinterfläche des vorderen Atlasbogens
stehen parallel. Bei Anteflexion soll der Abstand beim Erwachsenen
ca. 2,0 mm, beim Kind ca. 5,0 mm nicht überschreiten (bei größerer
Weite liegt meist eine Insuffizienz des Ligamentum transversum
atlantis vor).
Foramen magnum-Ebene: Verbindung zwischen Clivusspitze und
hinterem Rand des Foramen magnum.
Atlasebene: Verbindung zwischen Mitte des vorderen und hinteren
Atlasbogens.

Axisebene: Verbindung der Unterräder der vorderen und hinteren
Bogenwurzel.

Die Foramen magnum-Ebene bildet mit der Atlasebene einen nach
dorsal offenen Winkel von ca. 6 Grad.

Atlas- und Axisebene bilden einen nach ventral offenen Winkel von
etwa 5 Grad.

Foramen magnum-Ebene und Axisebene laufen etwa parallel.

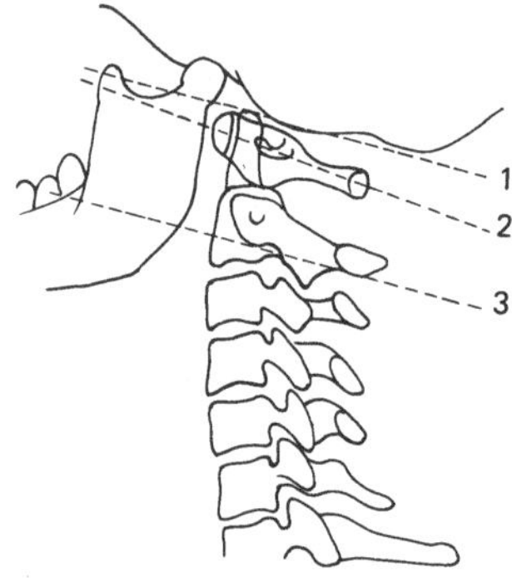

1 Foramen magnum—Ebene
2 Atlasebene
3 Axisebene

Abb. 104. Röntgen-Skizze Halswirbelsäule seitlich mit Foramen magnum-,
Atlas- und Axisebene in Normalhaltung (Kopf gegen Atlas leicht anteflek-
tiert, Atlas gegen Axis leicht retroflektiert, Foramen magnum- und Axisebene verlaufen annähernd parallel)

Fehlstellungen im Bereich der Kopfgelenke: Als Beispiele zur Stellungsdiagnostik von Wirbeln anhand von Röntgenaufnahmen seien
hier Rotations- und Seitverschiebungsfehlstellungen von Atlas und
Axis in den a.p.-Aufnahmen sowie eine Anteflexionstellung des Atlas in der Seitaufnahme dargestellt (Abb. 105–108).

In seltenen Fällen mag das Ertasten einer Blockierung im Bereich
der Kopfgelenke nicht möglich sein (starke Adipositas oder stark
schmerzhafte muskuläre Verspannung). In diesen Fällen können
Funktionsaufnahmen angefertigt werden, die über den Bewegungsausschlag im Bereich der Kopfgelenke Auskunft geben.

158

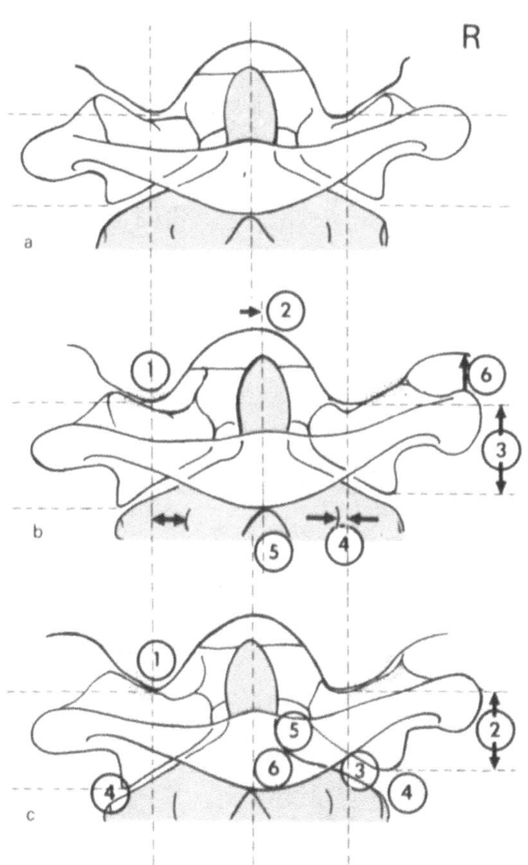

b

1 Kontakt Occiput/Atlas links < rechts
2 Abstand Kondylenlot/Denslot links > rechts
3 Kondylenwaagerechte und Atlasbasislinie
  nähern sich rechts
4 Bogenwurzel C2 rechts näher am Kondylenlot
5 Dens—Senkrechte nach rechts verlagert
6 Querfortsatz C1 nähert sich rechts dem Occipat

c

1 Kontakt Occiput/Atlas links < rechts
2 Kondylenwaagerechte und Atlasbasislinie
  nähern sich rechts
3 Gelenkspalt C 1/2 links < rechts
4 seitliche Stufenbildung C 1/2
5 Distanz Atlas/Dens axis links < rechts
6 Arcus dorsalis atlantis gegen den Dens axi.
  nach rechts verschoben

Abb. 105 a–c. Röntgen-Skizze Kopfgelenke ap; a normal; b Verlagerung Atlas und Axis gemeinsam nach rechts; c Verlagerung Atlas nach rechts

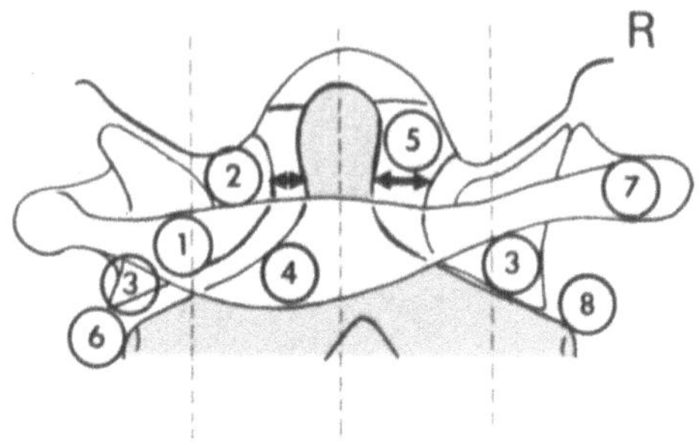

1 Massa lateralis links > rechts
2 mediale Aufhellung links > rechts
3 unteres Atlasdreieck links < rechts
4 Überschneidung Arcus dorsalis atlantis/axis
  links > rechts
5 Distanz Atlas/Dens axis links < rechts
6 Gelenkspalt C 1/2 links > rechts
7 Querfortsatz Atlas rechts dünner und länger
8 Stufenbildung C 1/2

Abb. 106. Röntgen-Skizze Kopfgelenke ap (Atlas-Rotation nach rechts)

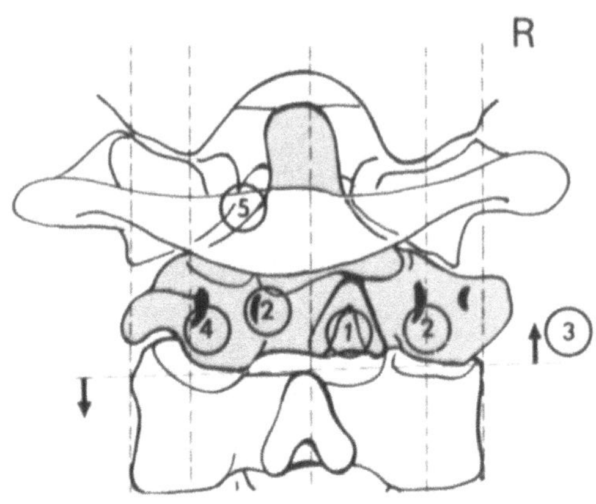

1 Dornfortsatz steht rechts
2 Bogenwurzel rechts näher am Kondylenlot
3 Axis erscheint nach links geneigt
4 Foramen A.vertebralis links > rechts
5 Gelenkspalt C 1/2 links > rechts

Abb. 107. Röntgen-Skizze Kopfgelenke ap (Axis-Rotation nach links)

160

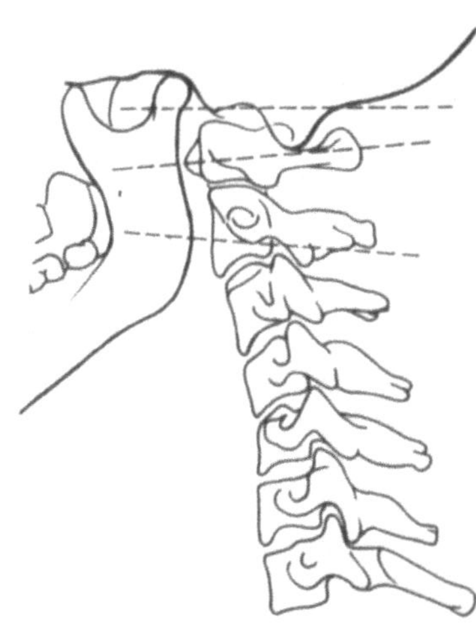

Abb. 108. Anteflexionsstellung Atlas gegen Axis (Atlas- und Axisebene bilden einen nach dorsal offenen Winkel)

16.8.2 Halswirbelsäule von C 3 bis C 7

a) Anatomie
Wie oben schon erwähnt, verlaufen die Gelenkflächen der Halswirbelkörper von ventro-kranial nach dorso-kaudal. Die Neigungswinkel der Gelenkflächen zeigen starke individuelle Schwankungen, so daß genaue Winkelangaben nicht möglich sind.

b) Bewegungsmöglichkeiten
Bei Ante- und Retroflexion, die aufgrund der Gelenkstellungen ausgezeichnet möglich sind, liegt die maximale Beweglichkeit im Segment C 5/6. Durch das Ventralgleiten der Gelenkflächen des kranialen Wirbels bei Anteflexion kann es zu einer leichten Stufenbildung im Bereich der Wirbelkörpervorderkanten kommen, die physiologisch ist.
Rotationsbewegungen finden − wie oben beschrieben − zum größten Teil zwischen Atlas und Axis statt. In der übrigen Halswirbelsäule kommt es bei Rotation − analog zur Begleitrotation bei der Seitneigung − zu einer begleitenden Seitneigung.

Die Processus uncinati wirken begrenzend auf die Seitneigung. Die Gelenkstellung erzwingt ein Gleiten nach dorsal auf der Konkavseite und ein Gleiten nach ventral auf der Konvexseite, es kommt zu einer der Seitneigung gleichsinnig gerichteten Begleitrotation. Diese nimmt aufgrund zunehmender Neigung der Gelenkflächen nach kaudalwärts ab. Die größte Beweglichkeit bei Seitneigung findet sich bei C 3/4.

c) Untersuchung

Klinisch: Die groborientierende Untersuchung erfolgt in sämtlichen möglichen Bewegungsrichtungen. Hierbei sollte bei der Anteflexion das Kinn ans Sternum gebracht werden können, bei der Retroflexion Nasenwurzel und Kinn eine horizontale Linie bilden, Seitneigung sollte beiderseits bis 45 Grad möglich sein, bei der Rotation aus Mittelstellung beiderseits 90 Grad erreicht werden.

Prüft man die Rotation aus Anteflexionstellung, so können nur die Segmente Occiput bis C 3 bewegt werden, (Bandverriegelung ab C 3), der Bewegungsausschlag beträgt normalerweise 45 Grad. Bei Prüfung der Rotation aus Retroflexion sind die Kopfgelenke gesperrt (knöcherne Verriegelung), die Rotation erfolgt von C 3 abwärts und beträgt etwa 60 Grad nach beiden Seiten. Dies ist nicht unwichtig, da trotz Rotationseinschränkung in einem Segment durch kompensatorische Hypermobilität in einem anderen bei Prüfung der Rotation aus Mittelstellung normale Beweglichkeit vorgetäuscht werden kann; hieraus folgt, daß die Rotation zusätzlich stets aus Ante- und Retroflexion geprüft werden muß.

Ein zusätzliches Hilfsmittel bei der grobklinischen Untersuchung sind die Ausbildung eines harmonischen Bogens und die Beobachtung der Ausbildung eines symmetrischen Hautfaltenreliefs.

Die Schmerzpalpation erfolgt wie bei den Kopfgelenken unter 16.8.1 c beschrieben. Zusätzlich sollten Ansatzpunkte und Muskeltonus der Mm. scaleni, des M. levator scapulae und des M. trapezius beachtet werden, da Verspannungen im Bereich dieser Muskulatur auf ein Zervikalsyndrom hinweisen, ohne für *ein* Segment spezifisch zu sein.

Segmental: Bei dieser Untersuchung lassen sich die Dorn- und Gelenkfortsätze der Halswirbelkörper tasten. Der erste unter dem Occiput tastbare Dornfortsatz ist der von C 2. Der Dornfortsatz von C 7

ist nicht unbedingt immer prominent (Anomalien!). Um eine exakte
Höhendiagnostik durchzuführen, beugt man den Kopf nach hinten.
Dabei bleibt der Dornfortsatz C 7 tastbar, der Dornfortsatz von C 6
„gleitet" scheinbar nach ventral und läßt sich bei retroflektiertem
Kopf nicht mehr sicher tasten. Neben dem Tasten der Gelenkfort-
sätze, die sich besonders bei Seitneigung und Rotation dachziegelför-
mig übereinander schieben oder auseinander weichen, kann man
Seitneigung und Rotation, besonders aber Ante- und Retroflexion
gut über die Dornfortsätze tasten. Diese nähern sich oder weichen
auseinander, bzw. rotieren einzeln nacheinander. Bewegen sich zwei
Dornfortsätze jeweils gleichzeitig, so spricht das genauso für eine
Blockierung wie ein fehlendes joint play bei federndem „Prüfen" des
Gelenkes in endgradigen Bewegungsausschlägen.

Bei stark verspannten Patienten empfiehlt sich eine Untersuchung im
Liegen, da durch diese Ruhehaltung und Aufhebung des Gewichtes
des Kopfes durch den Untersucher meist eine größere Entspannung
zu erreichen ist.

Röntgen: Die Beurteilung der Röntgenbilder der Halswirbelsäule erfolgt in ähnlicher Weise wie die der Kopfgelenke. Der Stellung der
Dornfortsätze auf der a.p.-Aufnahme sollte wegen häufiger Asym-

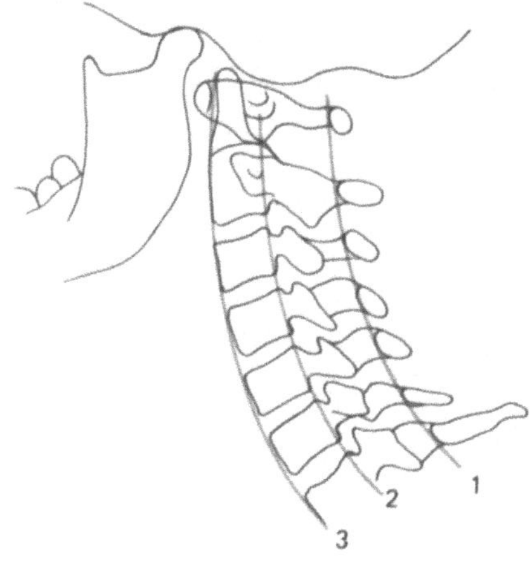

Abb. 109. Röntgen-Skizze Halswirbelsäule seitlich mit 1 Bogenabschlußlinie,
2 hinterer Wirbelkantenlinie, 3 vorderer Wirbelkantenlinie

metrien und ihrer meist gespaltenen Form kein zu großer Wert beigemessen werden. Mehr Aussagekraft haben Lage der Bogenwurzel, Form der Processus uncinati und projizierte Höhe von Bandscheibe und Wirbelkörper. In der Seitaufnahme sollten die hintere Bogenabschlußlinie und die Verbindungslinie der hinteren Wirbelkörperkanten in einem harmonischen Bogen verlaufen (Abb. 109). Die Verbindungslinie der vorderen Wirbelkörperkanten ist wegen der häufigen spondylotischen Randausziehungen weniger aussagefähig. Bei exakter seitlicher Aufnahmetechnik projizieren sich linker und rechter Gelenkfortsatz aufeinander, ist dies nicht der Fall, so kann das als Hinweis auf eine Blockierung in Rotations- oder Seitneigungsfehlstellung gewertet werden. Eine Steilstellung der Halswirbelsäule ist nicht immer reflektorisch, sondern häufig durch die Aufnahmetechnik bedingt und somit seltener aussagekräftig.

16.8.3 Klinisches Bild bei Blockierungen im Bereich der Halswirbelsäule

Die Klinik der Blockierungen im Bereich der Halswirbelsäule ist derart heterogen, daß diese häufig jahrelang unerkannt bleiben. Die Ausbildung eines Krankheitsbildes kann anfangs ausbleiben oder es treten nur Störungen in einem entfernt gelegenen Segment auf (s. Kap. 16.3).

In der Regel bilden sich jedoch folgende Krankheitsbilder aus:
a) Zervikalsyndrom,
b) Zerviko-Brachialsyndrom,
c) zervikaler Kopfschmerz und/oder zervikaler Schwindel.

Zu a: Eine Bewegungseinschränkung kann ein vollständig lokal ablaufendes Geschehen bleiben. Es kommt dann zur Ausbildung von Reizerscheinungen der Gelenkkapsel, Druckschmerzhaftigkeit der Muskelansätze (Tendomyosen) oder Myogelosen. Es folgen Bewegungsschmerz und Einschränkung sowie Schonhaltung.
Zu b: Das Zerviko-Brachialsyndrom zeichnet sich durch segmentalen Schmerz und Verspannung der zugehörigen Muskulatur aus (Kennmuskeln). Ob es hierbei zur direkten Reizung der Wurzeln durch lokales Ödem bei Blockierung und Kippstellung des Wirbelkörpers kommt oder die Störung durch proprio- und nozizeptive

164

Reflexe fortgeleitet wird (Lewit, Jirout, H.D. Wolff) ist nicht bekannt.

Zu c: Der Kopfschmerz ist ein häufiges Symptom der Blockierung im Bereich der Halswirbelsäule, da jeder Nackenschmerz auch in den Hinterkopf ausstrahlen kann. Es werden auch Ausstrahlungen — besonders einseitig — über den Hinterkopf bis zu den Schläfen und hinter die Augen angegeben. Hierbei ist oft eine psychische Überlagerung zu finden, diese spricht jedoch nicht gegen eine Blockierung als Ursache des Schmerzes.

Die Bewegungsstörung ist meist in den Kopfgelenken oder bei C 2/3 zu suchen. Häufig findet man zusätzlich morphologische Veränderungen wie Asymmetrien, Assimilation, Blockwirbel oder degenerative Veränderungen. Letztere werden zu Unrecht häufig als alleinige Ursache eines vertebragenen Kopfschmerzes angesehen.

16.8.4 Vertebragene Kopfschmerzformen und ihre Therapie

Bei sämtlichen Blockierungen im Bereiche der Halswirbelsäule mit schweren muskulären Verspannungen müssen Wärme und eventuell Analgetika sowie Mobilisation am Anfang der Behandlung stehen (s. Kap. 16.5.2). Sonst ist die Manipulation nach differentialdiagnostischer Abklärung die Therapie der Wahl. Im Bereich der Halswirbelsäule gibt es zahlreiche Variationen der Manipulation, bedingt durch die gute Beweglichkeit und Erreichbarkeit der einzelnen Halswirbelkörper. Für jede Art der Blockierung stehen gezielt ansetzende Griffe zur Verfügung; hier soll der Einfachheit halber der reine Traktionsgriff, der bei fast allen Blockierungen zur Anwendung kommen kann, dargestellt werden (Abb. 110): Nach Umfassen des kaudalen Wirbels und Fixation desselben mit einer Hand wird der kraniale Wirbel mit der anderen Hand umfaßt und durch Zug im Sinne der Manipulation ein kurzzeitiges „Klaffen" der Gelenkflächen bewirkt.

Zur besseren Übersicht seien die verschiedenen Kopfschmerzformen von der Ursache her aufgeschlüsselt.

a) *Blockierungskopfschmerz.* Bei bestehender Blockierung in den Kopfgelenken — oft posttraumatisch aber auch bei Asymmetrien oder Arthrosen — kommt es zu einem Kopfschmerz mit chronisch intermittierendem Verlauf. Er tritt nach längerer Ruhehaltung des

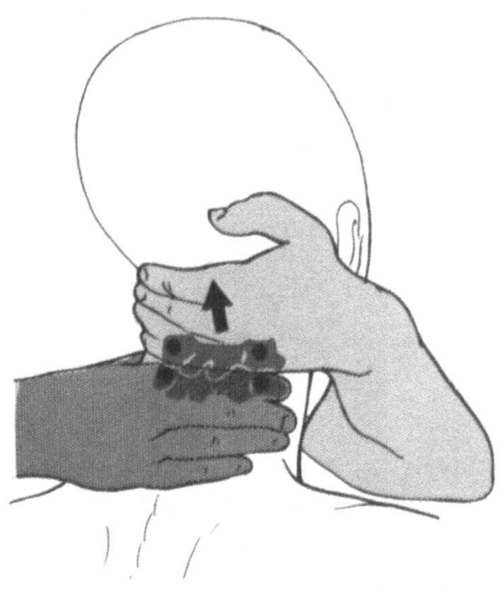

Abb. 110. Traktions-Manipulation/Halswirbelsäule

Kopfes besonders morgens auf und bessert sich nach Bewegungen, man spricht daher vom „Morgenkopfschmerz".

Die Therapie besteht in der Lösung der Blockierung und eventuell anschließender physikalischer Therapie.

b) *Hypermobilitätskopfschmerz.* Besteht Überbeweglichkeit in den oberen Halswirbelsäulensegmenten durch muskuläre — oder Bandinsuffizienz (z. B. nach Schleudertrauma) kommt es durch einseitige Haltung des Kopfes zur Schmerzauslösung. Röntgenologisch ist in diesen Fällen die Halswirbelsäule unauffällig, lediglich Funktionsaufnahmen lassen die Hypermobilität erkennen.

Die Therapie soll trotz eventuell bestehender Blockierungen nur ausnahmsweise in Manipulationen bestehen. Die Therapie der Wahl stellen isometrische Spannungsübungen der Halsmuskulatur, eventuell Sklerosierungsbehandlung (s. Lendenwirbelsäule) oder Tragen einer Halskrawatte im akuten Stadium dar. Lockerungsübungen oder Anwendung der Glissonschlinge sind kontraindiziert.

c) *Anteflexions- oder Schulkopfschmerz.* Bei Insuffizienz des Ligamentum transversum atlantis kann es zum Klaffen des vorderen Densgelenkes und damit zur Einengung des Wirbelkanals durch den Dens kommen (Abb. 111). Ursachen dieser Insuffizienz können

166

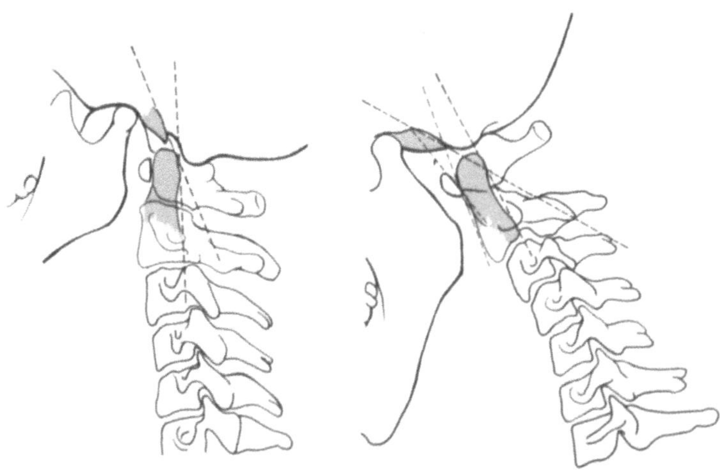

Abb. 111. Röntgen-Skizze Halswirbelsäule seitlich: Hypermobilität bei Anteflexion des Kopfes (Lockerung des Lig. transversum atlantis, vorderer Atlasbogen / Dens bilden einen nach kranial offenen Winkel, Clivus / Dens-Winkel verkleinert sich)

konstitutionelle Bindegewebsschwäche, kompensatorische Bandüberdehnung bei lange bestehender Blockierung benachbarter Segmente oder Denslordose (Erdmann) mit sekundärer Bandüberdehnung sein.
Schmerzen treten nach längerer Anteflexionshaltung des Kopfes (Handarbeiten, Fließbandarbeit, Schularbeiten) auf. Bei Kindern kann es zusätzlich zu Konzentrationsschwäche und Unruhe kommen, da ständiger Haltungswechsel ebenso wie Liegen als Erleichterung empfunden werden.
Blockierungen zwischen Occiput und Atlas können bei Anteflexion ebenfalls — bedingt durch Einengung des Wirbelkanals — zu oben beschriebenem Kopfschmerz führen.
Die Therapie besteht bei Blockierung in Manipulation, ansonsten in Vermeidung der Anteflexion — zum Beispiel durch Arbeiten am Schrägbrett. In extremen Fällen ist durch operative Entfernung des Arcus dorsalis atlantis (Tiwisina) Beschwerdefreiheit zu erreichen.
d) *Retroflexionskopfschmerz.* Bei degenerativen Veränderungen im Sinne von Uncovertebralarthrosen oder Osteochondrosen mit Gefü-

gelockerung kommt es bei Retroflexion ebenso zu Kopfschmerzen wie bei Blockierungen oder Asymmetrien der Gelenkfortsätze, die eine Zwangsrotation in unphysiologischer Richtung und damit wahrscheinlich eine Irritation der Arteria vertebralis bedingen. Der Kopfschmerz tritt nur während der Retroflexion auf (Überkopfarbeiten, Brustschwimmen, Bauchschläfer) und bessert sich sofort in Normalhaltung.

Die Therapie bei ursächlicher Blockierung ist die Manipulation, darüberhinaus Vermeidung der Retroflexion (Arbeitsplatzwechsel) oder operative Entlastung der Arteria vertebralis bzw. Spondylodese.

e) *Subforaminaler Stenosierungskopfschmerz* (Gutmann). Ein selteneres Beschwerdebild, das bei basilärer Impression oder extremer Atlasfehlstellung auftritt. Der Liquordruck erhöht sich bei diesen Patienten besonders beim schnellen Vorwärtsbeugen oder bei starker Anstrengung, so daß es zu Schwindelerscheinungen und unerträglichem kurzzeitigem Kopfschmerz kommt.

Als Therapie dient die Manipulation eines in extremer Fehlstellung blockierten Atlas. Zervikale Extensionsmassage oder vorsichtige Anwendung der Glissonschlinge können erfolgreich sein. In Extremfällen empfiehlt sich eine subforaminale Entlastungsoperation (Tiwisina, Roesner, Gutmann).

f) *Statischer Kopfschmerz.* Kommt es durch Beckenschiefstand, Sakrumasymmetrie oder L 5-Asymmetrie nicht zu einer kompensatorischen Ausgleichsskoliose, so kann dies durch chronische Reizung oder rezidivierende Blockierungen der oberen Halswirbelsäulensegmente zu Kopfschmerzen führen. Im Liegen läßt der Kopfschmerz nach, er verstärkt sich beim Stehen und Laufen und nimmt gegen abend zu.

Die Therapie besteht in einer Behebung des Schiefstandes sowie der Lösung von eventuell bestehenden Blockierungen im Bereich der Halswirbelsäule.

g) *Zervikaler Schwindel.* Patienten mit zervikalem Schwindel klagen über kurze Attacken, ohne daß die Richtung des Schwindels angegeben werden kann, Ohrgeräusche fehlen für gewöhnlich, zusätzlich bestehen häufig Kopfschmerzen. Werden die Schwindelanfälle durch eine bestimmte Kopfbewegung ausgelöst, sind sie so intensiv, daß der Patient blitzartig bewußtlos wird, Gutmann spricht vom zervikalen synkopalen Syndrom. Die Hautant-Probe ist beim zervikalen

168

Schwindel nur bei Bewegung des Kopfes aus der Neutralstellung positiv. Der Schwindel ist durch Rotation und Seitneigung zur bewegungseingeschränkten Seite auslösbar, es kommt häufig zur Ausbildung eines Nystagmus. Eine sichere Differentialdiagnose zum labyrinthären Schwindel läßt sich jedoch erst in neuerer Zeit durch Bewegen des Körpers auf einem Pendelstuhl bei fixiertem Kopf stellen. Trotz dieser Ausschaltung des Labyrinths kommt es beim zervikalen Schwindel durch Reizung der gestörten Propriozeptoren der Kopfgelenke, die über ihre Afferenzen die vestibulären Kerne erreichen, zur Ausbildung eines Nystagmus.

Die Therapie besteht in manueller Lösung der Blockierungen. Nystagmus und Seitabweichung sind nach der Behandlung nicht mehr nachweisbar, der Schwindel kann durch Kopfbewegungen nicht mehr ausgelöst werden.

16.9 Brustwirbelsäule

a) Anatomie

Die Gelenkflächen der kleinen Wirbelgelenke der Brustwirbelsäule verlaufen relativ steil in der Frontalebene, die Angaben verschiedener Autoren schwanken zwischen 50 und 70 Grad. Während sie im zerviko-thorakalen Übergangsbereich noch (ähnlich der Halswirbelsäule) flacher gestellt sind, nimmt der Neigungswinkel nach kaudal zu und erreicht im thorako-lumbalen Übergang über 80 Grad.

Diese Gelenkflächenstellung würde an sich eine gute Beweglichkeit in allen Ebenen zulassen, die relativ geringe Höhe der Bandscheiben sowie die Verbindung mit dem knöchernen Thorax schränken diese Beweglichkeit jedoch beträchtlich ein.

b) Bewegungsmöglichkeiten

Neben der Hemmung der Ante- und Retroflexion sowie der Seitneigung und Rotation durch den knöchernen Thorax werden Bewegungen um die frontale Achse bei Anteflexion durch die Ligamenta supra- und interspinalia, bei Retroflexion durch die Wirbelbogengelenke begrenzt. Trotz der Fesselung der Brustwirbel durch Rippen und Sternum findet die Rumpfrotation hauptsächlich im Brustwirbelsäulenbereich, besonders ab Th 7 abwärts (freie Rippen), statt.

Auf die Seitneigung wirken bei Anteflexion die Wirbelkörperkanten, die sich ventral nähern, hemmend. Bei Retroflexion schieben sich die Gelenkfacetten ineinander und begrenzen so die Seitneigung. Analog zum Bewegungsverhalten der Halswirbelsäule rotieren die oberen Brustwirbelkörper (in der Regel bis Th 4/5) bei Seitneigung gleichsinnig. Deshalb wird die obere Brustwirbelsäule funktionell zur Halswirbelsäule gerechnet, da neben der oben beschriebenen gleichsinnigen Begleitrotation bei Seitneigung auch Rotationsbewegungen des Kopfes bis etwa Th 4/5 nachweisbar sind.

Im Gegensatz zur Halswirbelsäule und oberen Brustwirbelsäule rotieren die Wirbelkörper der mittleren und unteren Brustwirbelsäule bei Seitneigung nur in Anteflexion gleichsinnig. In Retroflexion findet sich ein gegensinniges Rotationsverhalten bei der Seitneigung. Dies wird neben der Gelenkstellung durch die Spannung der interkostalen Weichteile bei Retroflexion bedingt, die bei gleichsinniger Rotation zunehmen würde.

Die häufigsten Funktionseinschränkungen finden sich im Segment C 7/Th 1, wahrscheinlich bedingt durch den abrupten Übergang von guter zu relativ eingeschränkter Beweglichkeit.

c) Untersuchung

Klinisch: Eine Höhenlokalisation läßt sich durch Abzählen der Dornfortsätze von C 7 her durchführen. Zur Abschätzung der ungefähren Höhe gibt es weitere Hilfsmittel (s. Abb. 98):

Th 3 liegt etwa in Höhe der Spina scapulae bei hängenden Armen.
Th 7 etwa in Höhe des Angulus inferior scapulae.
Th 12 in Verlängerung der Achse der letzten Rippe nach medial.

Der Dornfortsatz eines Brustwirbelkörpers liegt bei Th 1–4 ca. 2 Querfinger, bei Th 5–9 etwa 3 Querfinger, bei Th 10–12 etwa 2 Querfinger kaudal des zugehörigen Querfortsatzes und somit etwa in Höhe des nächst tieferen Wirbelkörpers.

Am Anfang der Untersuchung sollte die grob orientierende Bewegungsbeobachtung im Stehen erfolgen. Bei Anteflexion findet sich eine Verstärkung der physiologischen Kyphose, hierbei werden das Auseinanderweichen der Dornfortsätze sowie die Muskulatur über den Querfortsätzen beobachtet. Isolierte Abflachungen oder Verspannungen der Muskulatur als Ausdruck reflektorischer Ruhigstellung geben erste Hinweise auf die Höhenlokalisation einer Funktionsstörung.

In Retroflexion kommt es zur Aufhebung der physiologischen Kyphose und Ausbildung einer mehr oder weniger deutlichen Lordose. Knickbildungen können Ausdruck einer lokalen Hypermobilität sein.

In Seitneigung soll sich ein harmonischer Bogen ausbilden (s. Abb. 97): auf lokale Knickbildungen oder Abflachungen der Seitabweichung ist zu achten, da sie ebenfalls auf eine Funktionsstörung hinweisen.

Weitere Hinweise gibt der Federungstest in Bauchlage: Mit dem Handballen wird ein federnder Druck nach ventral auf die einzelnen Dornfortsätze ausgeübt, Unterschiede im Federungsverhalten können Hinweise auf Funktionsstörungen — besonders Blockierungen — sein.

Die Schmerzpalpation wird mit der Fingerkuppe ausgeführt, hierbei werden Dorn- und Querfortsätze sowie das Ligamentum supraspinale auf Schmerzhaftigkeit getestet. Das Kostovertebralgelenk entzieht sich der Palpation. Bei Funktionseinschränkung in diesem Gelenk ist jedoch das Kostotransversalgelenk immer mitgereizt und der Schmerzpalpation zugänglich. Gleichzeitig erfolgt bei der Untersuchung eine Beurteilung des Muskeltonus der Rotatoren- und Rückenstreckmuskulatur.

Segmental: Die segmentale Untersuchung erfolgt am sitzenden Patienten, dessen Hände im Nacken verschränkt sind. Über die Oberarme des Patienten wird die Wirbelsäule bewegt und die segmentale Bewegung zwischen den Dornfortsätzen getastet — Spreizung bei Anteflexion, Näherung bei Retroflexion, aufeinanderfolgende Rotation bei Rumpfrotation (Abb. 112). Da die Gelenke selbst nicht tastbar sind, ist eine Beurteilung der Seitneigung nur über die Rotation der Dornfortsätze möglich. Bei der segmentalen Untersuchung der Seitneigung muß die Haltung der Brustwirbelsäule beachtet werden, da die Begleitrotation abhängig von Ante- und Retroflexion (s. Kap. 16.9b) verläuft.

Neben den Wirbelbogengelenken müssen auch die Rippen auf ihre Beweglichkeit hin untersucht werden. Diese Beweglichkeit wird über die sich ändernde Weite der Interkostalräume bei Inspiration und Exspiration beurteilt. Bei Blockierung in Exspirationsstellung sind

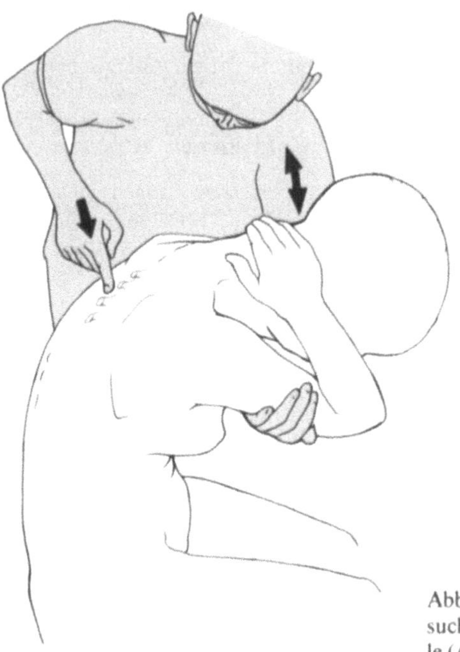

Abb. 112. Segmentale Untersuchung der Brustwirbelsäule (Ante- und Retroflexion)

der kraniale Rand, bei Blockierung in Inspirationsstellung der kaudale Rand der blockierten Rippe prominent und druckschmerzhaft tastbar. Die Beweglichkeit im Kostotransversalgelenk kann durch Druck auf die zugehörige Rippe geprüft werden, hierbei soll jeweils das Federungsverhalten der Rippen einer Höhe verglichen werden.

Röntgenuntersuchung: In den a.p.-Aufnahmen projiziert sich der Dornfortsatz auf den nächst tiefer gelegenen Wirbelkörper. In einer Höhe liegen:

Aortenbogen und Th 4,

Bifurcatio tracheae und Th 5,

Angulus inferior scapulae und Th 7,

die Zwerchfellkuppe liegt meist bei Th 9/10.

Die Seitaufnahmen sind oft wegen Überlagerung durch Weichteile und Rippen schlecht zu beurteilen.

172

Eine Stellungsdiagnostik der Wirbelkörper auf den a.p.- und Seitaufnahmen ist wegen der geringen Zahl von verwertbaren Kriterien und der häufigen Anomalien (Dornfortsatzasymmetrie etc.) nicht zweifelsfrei möglich.

16.9.1 Klinisches Bild

Brustwirbelsäule
Die Klinik der Blockierung im Brustwirbelsäulenbereich ist nicht so symptomreich wie in Hals- und Lendenwirbelsäule, dagegen ist die Abgrenzung zu internen Erkrankungen anhand des Beschwerdebildes wegen der Ähnlichkeit der Symptomatologie oft schwierig. Neben lokalen Schmerzen können Blockierungen von
C 5–Th 4 Pseudostenokardien,
Th 6–Th 9 Schmerzen im Epigastrium,
Th 8–Th 11 Schmerzen im Bereich der Leber bis zu kolikartigen Beschwerden,
Th 12–L 1 über Verspannung des M. iliopsoas coxitisähnliche Schmerzen verursachen. Andererseits werden Sekundärblockierungen beobachtet, die nach Behandlung interner Erkrankungen „Restbeschwerden" unterhalten können.
Selbstverständlich sollten Hals- und Lendenwirbelsäule stets mituntersucht werden, da zum Beispiel bei Blockierungen von Th 4–6 häufig auch Funktionsstörungen im unteren Halswirbelsäulenbereich zu beobachten sind.

Rippen
Blockierungen der Rippen im kostovertebral- oder kostotransversalgelenk führen häufig zu atmungsabhängigen Beschwerden, die denen einer Pleuritis ähnlich sind. Im Gegensatz zu dieser treten jedoch die Schmerzen bei Rippenblockierungen in Abhängigkeit von Ein- *oder* Ausatmung auf. Bei Blockierung in Inspirationsstellung sind die Exspiration, bei Blockierung in Exspiration die Inspiration schmerzhaft und nicht voll möglich. Daneben bestehen auch lokale Schmerzen, so daß häufig die Fehldiagnose „Interkostalneuralgie" gestellt wird.

16.9.2 Therapie

Nach Ausschluß interner Erkrankungen sowie unter Beachtung der Kontraindikationen ist die Manipulation die Therapie der Wahl; die Mobilisation bleibt wohl im Brustwirbelsäulenbereich der Behandlung von Krankheiten aus dem rheumatischen Formenkreis bzw. der Spondylitis ankylopoetica vorbehalten.

Nach Manipulation verbleibende muskuläre Verspannungen sollten mit physikalischer Therapie, Reizzustände im Bereich der Bänder und der Gelenkkapsel durch gezielte Infiltrationen behandelt werden. Bei Hypermobilität empfiehlt sich krankengymnastische Übungsbehandlung zur Kräftigung der paravertebralen Muskulatur, die jedoch nur effektvoll ist, wenn die Bauchmuskulatur gleichzeitig gekräftigt wird.

16.10 Lendenwirbelsäule

a) Anatomie

Die Gelenkflächen stehen annähernd in der Sagittalebene, sie sind halbrund, nach hinten geöffnet. Die Dornfortsätze sind stumpf, die Interspinalräume eng.

Eine Sonderstellung nimmt LWK 5 ein, der zusammen mit dem Os sacrum das Gewicht der oberen Körperhälfte auf den Beckenring überträgt. Da die Grundplatte des letzten Lendenwirbelkörpers in aufrechter Haltung bei normaler Lordose nach ventral geneigt ist, wird die Gewichtskraft nicht senkrecht auf das Os sacrum übertragen, sondern in mehrere Komponenten zerlegt. Einen Teil fangen die Processus articulares inferiores, einen weiteren — je nach Gelenkstellung — mehr oder weniger großen Anteil die Ligamenta iliolumbalia ab. Erdmann spricht daher vom LWK 5 als dem „Bremswirbel", der die Bewegung des Oberkörpers gegen das starre Becken abbremst.

b) Bewegungsmöglichkeiten

Ante- und Retroflexion sind im Lendenwirbelsäulenbereich sehr gut möglich. Bei Seitneigung kommt es — wie in Hals- und Brustwirbelsäule — zu Begleitrotationen, die jedoch wegen der Stellung der

Gelenkflächen nur geringgradig möglich sind. Seitneigung führt aus Normalstellung oder Retroflexion zur gegensinnigen Rotation (Lovett positiv), aus Anteflexion zur gleichsinnigen Rotation (Lovett negativ). Diese relativ gute Beweglichkeit der Lendenwirbelsäule bei Seitneigung sowie die Möglichkeit der Begleitrotation sind bei der annähernd sagittalen Stellung der Gelenkflächen an sich nicht zu erwarten und lassen sich nur durch die in diesem Wirbelsäulenabschnitt besonders hohen und elastischen Bandscheiben erklären.
Im Seitneigungsverhalten nimmt der thoraco-lumbale Übergang insofern eine Sonderstellung ein, als bei leichter Anteflexion in diesem Bereich reine Seitneigungs- bzw. Rotationsbewegungen möglich sind.

c) Untersuchung

Höhenlokalisation: Neben dem Abzählen der Dornfortsätze ab C 7 (zeitraubend) verbleiben noch weitere, allerdings wegen häufiger Abweichungen von der Norm unsichere Möglichkeiten. Das Verfolgen der Achsen der unteren Rippen weist auf den Wirbelkörper Th 12 oder den Dornfortsatz Th 11. Meist ist der Dornfortzsatz Th 12 spitz, der Dornfortsatz L 1 stumpf tastbar. Die Verbindungslinie der Darmbeinkämme schneidet den Interspinalraum L 4/5, die Spina iliaca posterior superior liegt meist in Höhe des Dornfortsatzes L 5 (s. Abb. 98). Zu beachten ist, daß die Dornfortsätze der Lendenwirbelkörper 1 bis 1½ Querfinger kaudal der Wirbelkörper zu tasten sind.

Klinisch: Im Stehen soll die Lendenwirbelsäule in sämtlichen Bewegungsrichtungen einen harmonischen Bogen zeigen (s. Abb. 97). Hierbei wird nur die Gesamtbeweglichkeit der Lendenwirbelsäule beurteilt, nicht das einzelne Segment. Treten bei dieser Untersuchung isolierte Knickbildungen oder Schmerzen auf, so weisen sie auf eine Funktionsstörung hin, die differentialdiagnostisch weiter abgeklärt werden muß.
Erreicht der Untersuchte beim Vorwärtsbeugen (Kniegelenke gestreckt) den Boden mit den Handflächen, ist eine Hypermobilität der Lendenwirbelsäule wahrscheinlich.
Nach der orientierenden Untersuchung im Stehen erfolgt die Untersuchung des liegenden Patienten. In Bauchlage wird analog zur Brustwirbelsäule die Elastizität der Lendenwirbelsäule mit dem Fe-

derungstest geprüft (s. Kap. 16.9c). Zusätzlich werden durch Druck auf Dornfortsätze und Interspinalräume sowie in Richtung auf die Processus costarii Schmerzpunkte palpiert.

Segmental: Die Untersuchung erfolgt am besten in Seitlage mit gebeugten Hüft- und Kniegelenken. Bewegt wird die Lendenwirbelsäule vom Untersucher über Beine und Becken, die Beweglichkeit im einzelnen Segment über Spreizung, Näherung und Rotation der Dornfortsätze ertastet (Abb. 113).

Bei der Untersuchung auftretende Schmerzen im blockierten Segment werden als Stauchungsschmerz im Wirbelbogengelenk mit Überdehnung, Verwringung oder Einklemmung der Kapsel gedeutet. Klagt der Patient über Beschwerden bei der Untersuchung, obwohl sich eine freie Beweglichkeit tasten läßt, spricht dies für entzündliche oder degenerative Veränderungen im Segment bzw. für Hypermobilität.

Röntgenuntersuchung: Wegen des engen Zusammenhanges von Kreuzschmerzen mit der Statik des gesamten Beckengürtels sowie der häufigen Ausstrahlung von Schmerzen in die Lumbalregion bei

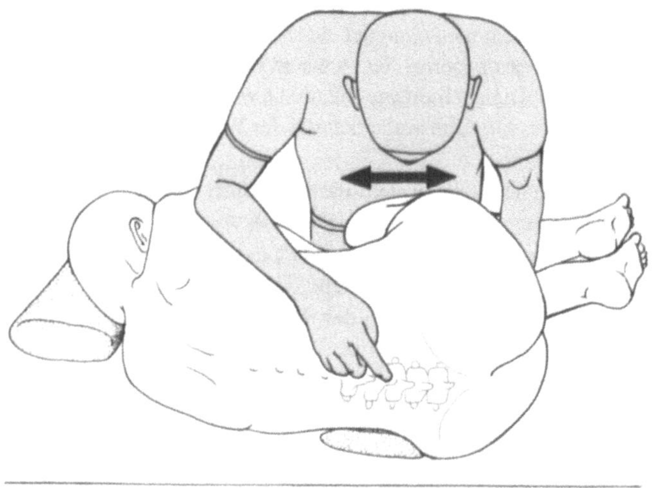

Abb. 113. Segmentale Untersuchung der Lendenwirbelsäule (Ante- und Retroflexion)

Hüfterkrankungen fordert Gutmann die röntgenologische Erfassung der Lendenwirbelsäule mit Kreuzbein und Hüftregion auf einer Aufnahme (Lenden-Becken-Hüft-Region). Diese Forderung ist aus Strahlenschutzgründen zu befürworten.

Da Lendenwirbelsäule und Iliosakralgelenke demnach nicht zu trennen sind, soll die röntgenologische Beurteilung der Lendenwirbelsäule unter 16.11 c mit beschrieben werden.

16.10.1 Klinisches Bild

Durch Blockierungen in der Lendenwirbelsäule kann es sowohl zum klinischen Bild einer Lumbago als auch zur Ausbildung eines pseudo-radikulären, ischialgieformen Schmerzbildes kommen. Patienten mit Lumbago geben meist ein einmaliges „Trauma" (Verheben) an. Der Schmerz tritt akut auf, die paravertebrale Muskulatur zeigt starke Verspannungen, es kann zur Ausbildung einer Schmerzskoliose kommen.

Im Rahmen chronisch rezidivierender Lumbalgien auf dem Boden degenerativer Veränderungen sind Blockierungen häufig die eigentliche Schmerzursache. Durch Manipulation wird die physiologische Beweglichkeit und somit die Kompensationsfähigkeit des Segmentes wiederhergestellt.

Bei Wurzelkompressions-Syndromen (z. B. Ischialgie) finden sich häufig Begleitblockierungen. Zur Problematik der Behandlung dieser Blockierungen s. Kap. 16.10.2.

Die gestörte Funktion im Wirbelbogengelenk der Lendenwirbelsäule kann auf reflektorischem Wege zu Dysmenorrhoen oder der Ausbildung einer pseudo-radikulären Symptomatik führen. Häufig zu beobachtende Irritationen sind:

L 1 − M. iliopsoas,

L 5 − M. glutaeus medius und M. extensor hallucis longus,

S 1 − M. glutaeus maximus, M. biceps femoris, M. soleus.

Hansen/Schliack sprechen daher von Kennmuskulatur.

16.10.2 Therapie

Bei Bestehen einer Blockierung ist die Manipulation bzw. Mobilisation die Therapie der Wahl. Eine vorherige differentialdiagnostische Abklärung zum Ausschluß von Kontraindikationen wie unter 16.7 beschrieben, ist selbstverständlich Voraussetzung. Kurzzeitig bestehende Blockierungen sollten manipuliert werden, schon länger bestehende mit physikalischen Maßnahmen vorbehandelt und dann mobilisiert werden. Nach der Lösung von Blockierungen fortbestehende Muskelverspannungen erfordern intensive medico-mechanische Behandlung, da sonst mit Rezidiven gerechnet werden muß.

Die unter 16.10.1 beschriebenen Begleitblockierungen bei Wurzelreizungen können durch den erfahrenen Manualtherapeuten behandelt werden. Die absolute Raumnot wird hierbei in eine relative Raumnot (nur bei bestimmten Bewegungen vorhanden) übergeführt. Wegen der vorgeschädigten Bandscheibe verbieten sich Torsionsgriffe, reine Traktionsgriffe sind in der Lendenwirbelsäule jedoch

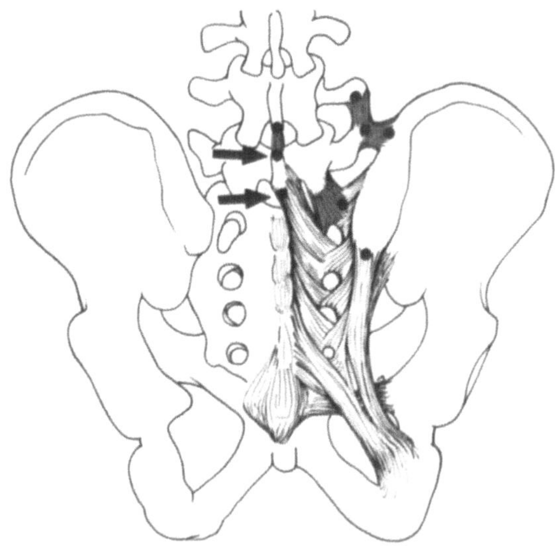

Abb. 114. „Sklerosierung" der lumbo-sakro-iliakalen Bandverbindungen (nach Barbor)

wegen des kräftigen Muskelkorsettes und der Gelenkstellung nahezu unmöglich.

Hypermobilität dagegen, die auch durch zu häufig angewandte manuelle Therapie (s. 16.5.3 und 16.7) entstehen kann, sollte durch stabilisierende Maßnahmen behandelt werden. Primär empfiehlt sich eine intensive krankengymnastische Übungsbehandlung zur Kräftigung des Muskelkorsettes, besonders isometrische Spannungsübungen. Bei übungsfaulen Patienten ist die Stabilisierung mit Stützmiedern erforderlich. Eine weitere therapeutische Möglichkeit bietet die Sklerosierungsbehandlung der lumbo-sakro-iliacalen Bandverbindungen, modifiziert nach Barbor. Da es nach Injektionen der von Barbor angegebenen Lösung (Glukose, Glyzerin, Phenol und Aqua dest.) zu heftigen Schmerzreaktionen kommen kann, wird heute mit gleichem Erfolg ein Gemisch aus 40%iger Glukose und einem Lokalanästhetikum eingesetzt. Durch die unter strengem Knochenkontakt durchgeführte Injektion an die Bandansätze kommt es zur sterilen „Entzündung" und narbigen Straffung der Bänder. Die Injektionen sollen im Abstand von einer Woche zwei- bis viermal durchgeführt werden (Abb. 114).

16.11 Iliosakralgelenke

a) Anatomie
Es handelt sich um ein echtes Gelenk mit Knorpelflächen, Synovia und Gelenkkapsel. Trotz straffer Bandführung sind kleine Bewegungsausschläge möglich. Die Gelenkflächen konvergieren nach dorsal/kaudal und sind uneben.

b) Bewegungsmöglichkeiten
Bei jedem Schritt kommt es über die Iliosakralgelenke zur Übertragung der Bewegung auf die Wirbelsäule, sie übernehmen also eine Pufferfunktion. Die Hauptbewegungsrichtung des Os sacrum gegenüber den Beckenschaufeln ist eine „Nickbewegung". Der kraniale Anteil des Os sacrum bewegt sich bei Stand auf einem Bein nach ventro-kaudal, gleichzeitig kommt es zu einer leichten begleitenden Rotation zur Seite des Spielbeins. Das bei dieser Bewegung durch die

Unebenheit der Iliosakralgelenke auftretende leichte Auseinanderweichen der Beckenschaufeln wird durch die Symphyse ermöglicht.

c) Untersuchung

Die Spinae iliacae posteriores superiores und die Spinae iliacae ante-
riores superiores werden am stehenden Patienten ertastet und ihre
Höhe verglichen. Bei Blockierung des Iliosakralgelenkes findet man
einen Tiefstand der Spina iliaca posterior superior bei gleichzeitigem
Hochstand der Spina iliaca anterior superior der gleichen Seite. Es
kommt also durch die Iliosakralgelenksblockierung zu einer „Bek-
kenverwringung" (Abb. 115). Ist das gegensinnige Verhalten der spinae nicht vorhanden, spricht dies für einen Beckenschiefstand z. B.
auf dem Boden einer Beinlängendifferenz.

Bückt sich der stehende Patient mit gestreckten Kniegelenken maximal nach vorn, so „wandert" die auf der blockierten Seite ehemals
tieferstehende Spina iliaca posterior superior weiter nach kranial als
die der Gegenseite, es kommt zu dem sogenannten „Vorlauf-Phänomen". Dieses läßt sich dadurch erklären, daß mit dem Vorwärtsbeugen der Wirbelsäule und somit des Os sacrum die Beckenschaufel auf

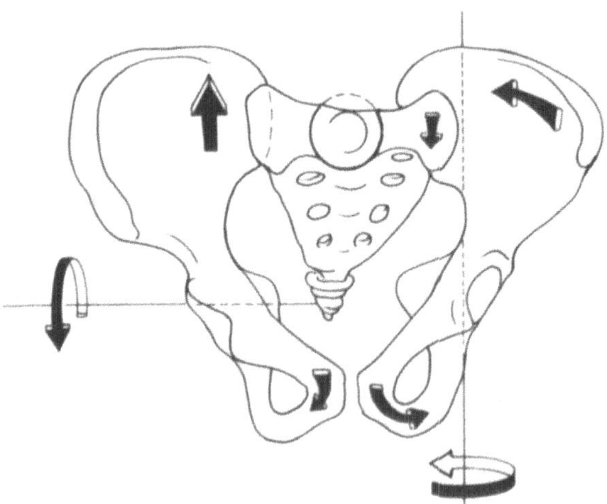

Abb. 115. Beckenverwringung (nach Cramer)

180

der blockierten Seite „mitgenommen" wird. Hierbei ist zu beachten, daß bei Verharren des Patienten in vorgebeugter Haltung das Vorlauf-Phänomen nach einigen Sekunden nicht mehr nachweisbar ist, wenn die Beckenverwringung nicht durch eine Blockierung des Iliosakralgelenkes verursacht, sondern reflexbedingt durch einen asymmetrischen Muskeltonus bei Blockierungen im Bereich der Kopfgelenke — seltener L 1/2 — hervorgerufen wird. Diese Aufhebung des Vorlauf-Phänomens erklärt sich durch Näherung von Ursprung und Ansatz der verspannten Muskulatur und damit Aufhebung der Wirkung auf das Iliosakralgelenk. Eine weitere Möglichkeit, das Vorlauf-Phänomen zu testen, ist das Aufsetzen des Patienten aus der Rückenlage. Hierbei kommt es zum „Vorschub" eines Beines (variable Beinlängendifferenz nach Derbolowsky).

Ebenso ist auf der blockierten Seite das Mennellsche Zeichen positiv. Es sollte jedoch — um Funktionsstörungen im Iliosakralgelenk und in der Lendenwirbelsäule differenzieren zu können — in Seitlage mit an die Brust gezogenem Kniegelenk der Gegenseite geprüft werden, da Schmerzangabe beim Test in Bauchlage sowohl durch eine Blockierung im Lendenwirbelsäulenbereich als auch im Iliosakralgelenk bedingt sein kann.

Oft geben Patienten auch Schmerzen an der Beugeseite des Oberschenkels — Verkürzungen der Muskulatur müssen ausgeschlossen sein — beim Heben des gestreckten Beines aus der Rückenlage (Lasègue) an, das Bragardsche Zeichen ist jedoch negativ. Erklärt werden die Beschwerden durch Rotationsbelastung des Iliosakralgelenkes der blockierten Seite. Die Schmerzen treten nicht auf, wenn beide Beine gleichzeitig angehoben werden, man spricht vom Pseudo-Lasègue.

Der Hyperabduktionstest ist auf der blockierten Seite positiv (Patrick-Kubis-Zeichen), zurückzuführen auf die Verspannung der Adduktorenmuskulatur der blockierten Seite. Eine schmerzhafte Hüfterkrankung ist selbstverständlich vorher auszuschließen.

Weiterhin fällt beim Vergleich des Profils der Glutealmuskulatur in Bauchlage ein Hypotonus auf der blockierten und ein Hypertonus auf der gegenüberliegenden Seite auf. Außerdem tastet man gleichzeitig eine Verspannung des M. tensor fasciae latae.

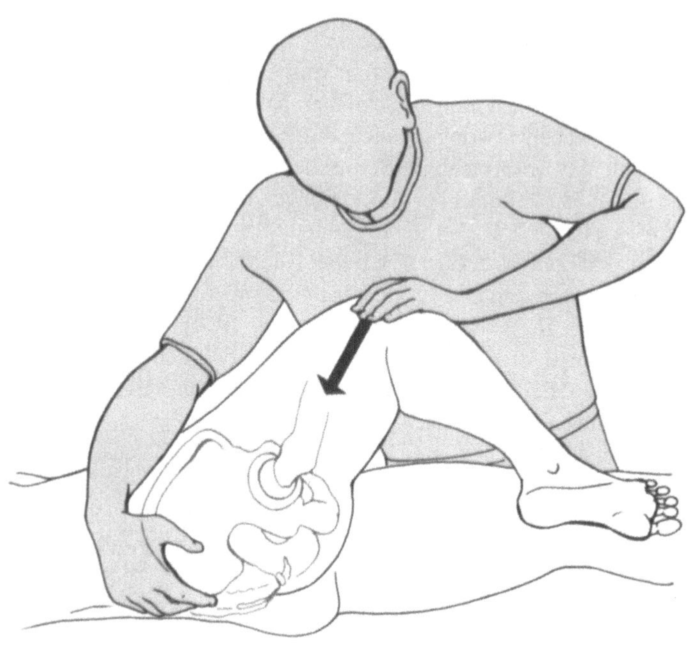

Abb. 116. Segmentale Untersuchung der Iliosakralgelenke

Segmental: Da im Iliosakralgelenk nur kleine Bewegungsausschläge möglich sind, beschränkt sich die Untersuchung der Bewegung auf Federungstests. In Rückenlage wird über das angewinkelte und leicht adduzierte Bein ein Schub in Richtung der Femurlängsachse ausgeübt. Die Beweglichkeit des Os ilium/Os sacrum wird mit der anderen Hand über der Dorsalseite des Iliosakralgelenkes ertastet (Abb. 116). Analog sind in Bauchlage leichte Federbewegungen durch Druck auf den unteren Sacrumpol oder durch federndes Anheben einer spina iliaca anterior superior auslösbar und tastbar.

Röntgenuntersuchung: Die röntgenologische Untersuchung soll, um auch die Haltung des Patienten beurteilen zu können, stets im Stehen durchgeführt werden. Als Hilfsmittel zur Beurteilung der Haltung hat sich die Ablichtung des Kopf- und Basislotes nach Gutmann bewährt (Abb. 117 a u. b). Hierbei wird darauf geachtet, daß Bild-

182

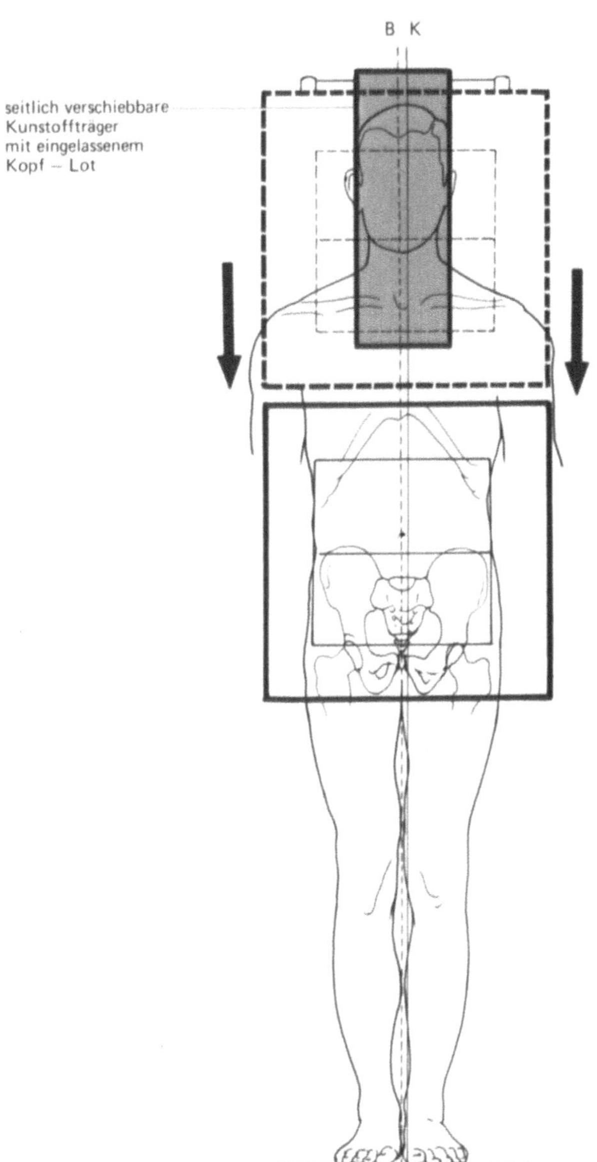

Abb. 117. a Aufnahmetechnik der Lendenwirbelsäule ap

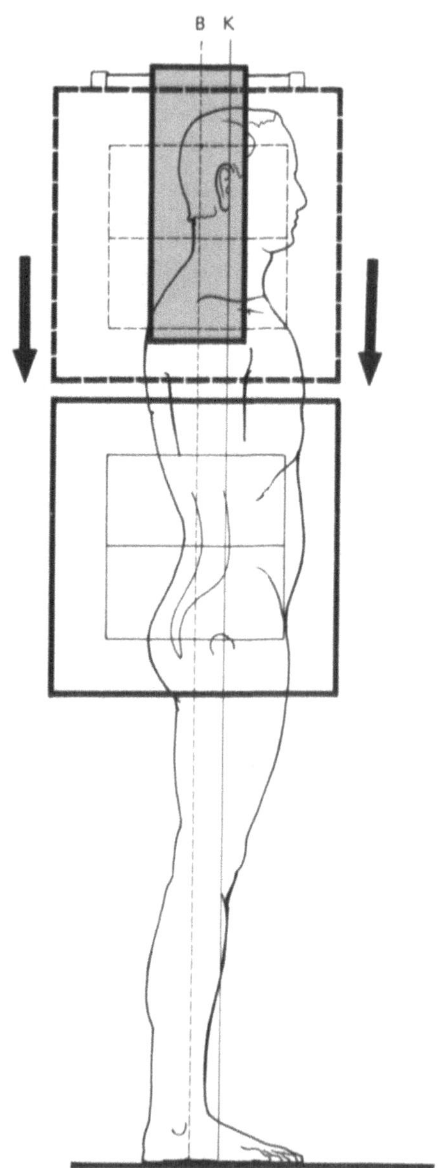

Abb. 117. b Aufnahmetechnik der Lendenwirbelsäule seitlich

mitte und Basislot zusammenfallen. Dies wird hierdurch erreicht, daß in a.p.-Sicht die Mitte zwischen den Fersenbeinen, in Seitsicht ein Punkt 2 cm vor den Außenknöcheln senkrecht unterhalb der Bildmitte liegen. Nach entsprechender Aufstellung des Patienten wird mittels eines verschiebbaren Kunststoffträgers das Kopflot in a.p.-Sicht auf Mitte Hinterhauptschuppe, in Seitsicht auf den Porus acusticus externus eingerichtet, anschließend auf die LBH-Region abgesenkt. Neben der üblichen morphologischen Betrachtung sollte auf den a.p.-Aufnahmen besonders auf das Rotationsverhalten der Lendenwirbelkörper bei Skoliosierungen geachtet werden. So kann ein paradoxes Rotationsverhalten sowohl Hinweis auf Wurzelreizung als auch auf Blockierung sein.

Die Seitaufnahmen geben — wenn sie in der oben beschriebenen Technik angefertigt werden — zusätzlich Informationen über die Ge-

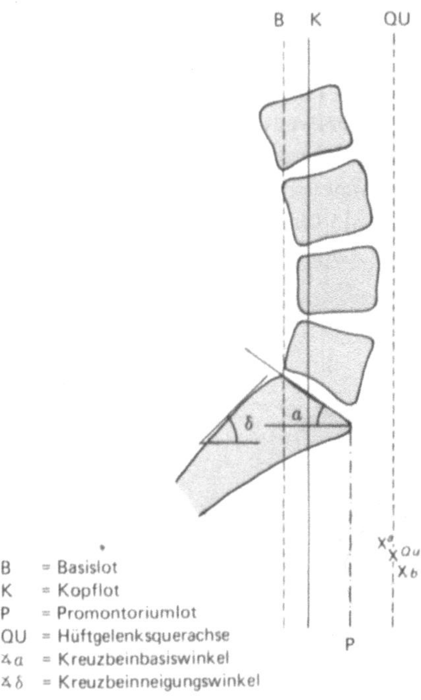

Abb. 118. Röntgen-Skizze Lendenwirbelsäule seitlich mit Loten und Winkeln

wohnheitshaltung des Patienten und die damit verbundene Störanfälligkeit der Wirbelsäule. Um die Haltung exakt beurteilen zu können, wird neben oben beschriebenem Basis- und Kopflot noch das Promontoriumlot dargestellt und die Beziehung der Lote zur Hüftgelenksquerachse beurteilt. Bei physiologischer Lordose liegen sämtliche Lote, dorsal der Hüftgelenksquerachse (Abb. 118).

Da der Neigungswinkel der Deckplatte S 1 bzw. die Sacrumneigung für die Wirbelsäulenfunktion von ausschlaggebender Bedeutung sind, werden drei Beckentypen unterschieden (Erdmann, Gutmann). Um die Sacrumneigung exakt beurteilen zu können, werden Winkel Alpha (Kreuzbeinbasiswinkel) sowie Winkel Delta (Kreuzbeinneigungswinkel) gemessen. Je flacher der Kreuzbeinbasiswinkel ausgebildet ist, um so steiler ist das Sacrum aufgerichtet. Unterschieden werden folgende drei Beckentypen:

a) Neutral- oder Blockierungsbecken,
b) hohes Assimilations- oder Lockerungsbecken,
c) Horizontal- oder Überlastungsbecken.

Zu a (Abb. 119): Hier handelt es sich um einen instabilen Beckentyp, bei dem häufig Anomalien zu finden sind, der Bandapparat ist gut entwickelt, der Interspinalraum L 4/5 findet sich in Höhe der Beckenkämme. Kopf- und Basislot decken sich, der Winkel Alpha beträgt 35–45 Grad, der Winkel Delta 35–45 Grad.

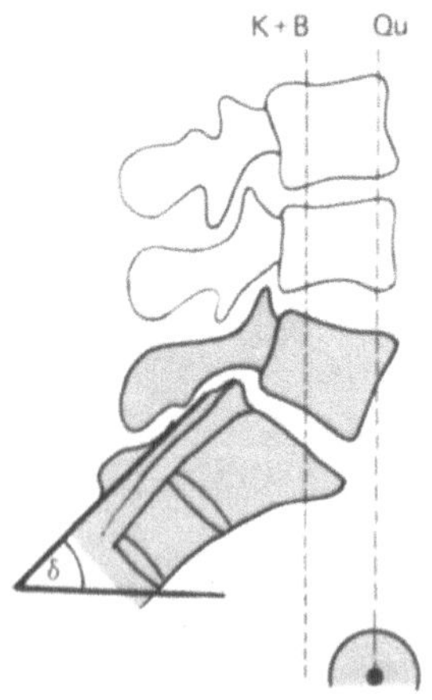

Abb. 119. Neutral- oder Blockierungsbecken. Winkel Delta = 35 − 45°

186

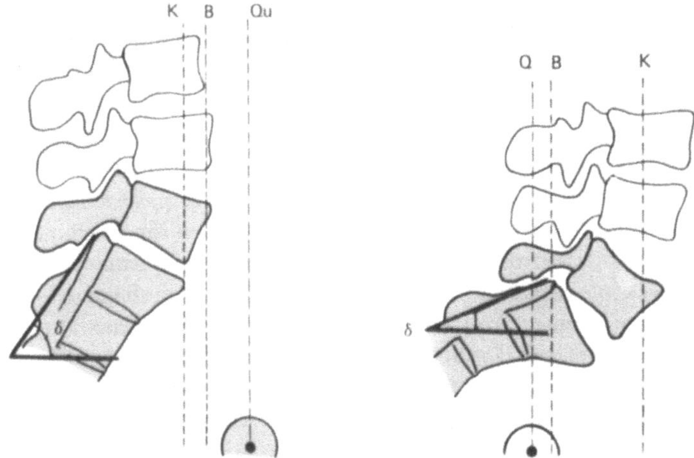

Abb. 120 *(links)*. Hohes Assimilations- oder Lockerungsbecken. Winkel Delta = 50 – 70°

Abb. 121 *(rechts)*. Horizontal- oder Überlastungsbecken. Winkel Delta = 15 – 30°

Zu b (Abb. 120): Das Promontorium steht hoch zwischen den Darmbeinschaufeln, der Interspinalraum liegt oberhalb der Verbindungslinie der Beckenkämme, die Lendenlordose ist abgeflacht, der Bandapparat schwach entwickelt, LWK 5 ist häufig rechteckig ausgebildet. Das Kopflot liegt dorsal vom Basislot, der Winkel Alpha beträgt 15–20 Grad, der Winkel Delta 50–70 Grad.

Zu c (Abb. 121): Das Promontorium steht tief im Becken, die Lendenlordose ist gut ausgebildet, zum Teil vermehrt, der Bandapparat kräftig entwickelt, LWK 5 zeigt typische Trapezform. Das Kopflot liegt ventral vom Basislot, der Winkel Alpha beträgt 45–70 Grad, der Winkel Delta 15–30 Grad.

16.11.1 Klinisches Bild

Da das Becken mit der Wirbelsäule eine funktionelle Einheit bildet, sind die Iliosakralgelenke für die Statik der Wirbelsäulenbasis von

187

entscheidender Bedeutung. So ist es erklärbar, daß durch Blockierung in diesem Bereich die gesamte Wirbelsäulenstatik gestört sein kann. Im Vordergrund steht bei Blockierung des Iliosakralgelenkes die segmentale Irritation. Bei der primären Blockierung kommt es zum Auftreten von ischialgieformen Schmerzen mit Ausstrahlungen bis in die Ferse, gleichzeitig werden brennende Schmerzen im Bereich der Oberschenkel sowie eine Hypersensibilität im Versorgungsgebiet von S 1 geklagt. Bedingt durch Tendinosen im M. glutaeus maximus und medius sowie im M. semitendinosus kommt es beim Liegen auf einer Seite bzw. beim Sitzen zur Schmerzausbildung. Neben dem positiven Pseudo-Lasègue findet sich ein deutlicher Druckschmerz über dem Dornfortsatz S 1 sowie im Bereich der Spina iliaca posterior superior der nicht blockierten Seite. Störungen im Plexus pudendalis im Sinne von Dysmenorrhoe, Blasentenesmen sowie Darmentleerungsstörungen können, ebenso wie Schmerzen über der häufig „vergessenen" Symphyse, bei Iliosakralgelenks-Blockierungen beobachtet werden.

Beim oben beschriebenen Neutralbecken kommt es häufig zur Ausbildung von Blockierungen (Iliosakralgelenk, Wirbelbogengelenke der unteren Lendenwirbelsäule), die durch Manipulation günstig zu beeinflussen sind, Rezidive sind selten.

Dagegen sind beim hohen Assimilationsbecken isolierte Osteochondrosen und Bandlockerungen (Erdmann) sowie rezidivierende, zum Teil nur flüchtige Blockierungen, zu beobachten, die muskulär nur wenig fixiert sind; häufig ist das Bild der Hypermobilität voll ausgebildet. Diese Blockierungen sind leicht zu manipulieren, zum Teil kommt es bereits bei Lagerung des Patienten spontan zur Lösung. Rezidive sind bei dieser Beckenform häufig, es besteht eine relative Kontraindikation für die manuelle Therapie.

Beim Horizontalbecken zeigen sich im Vergleich zum Neutralbecken weniger häufig Blockierungen, es besteht aber eine deutliche Rezidivneigung. Bei diesem Beckentyp zeigen sich außerdem häufig Spondylarthrosen sowie Coxarthrosen. Der Zusammenhang zwischen Sacrumneigung und Ausbildung von Coxarthrose ist nicht geklärt, eventuell ist die Verkürzung des M. iliopsoas von Bedeutung.

Daneben kann auch eine muskuläre Insuffizienz bzw. Störung des muskulären Gleichgewichtes (Janda) Ursache der Blockierung im

Iliosakralgelenk sein, ebenso wie eine Störung der Statik (z. B. Beinverkürzung bei einseitiger Schenkelhalsfehlstellung). Bei unkontrollierten Bewegungen ohne wesentlichen Muskelschutz kommt es dann akut zu einschießenden Schmerzen und Ausbildung eines deutlichen Muskelhartspanns.

Die sekundär-reflektorische Blockierung des Iliosakralgelenkes entsteht bei Blockierungen im Bereich der Kopfgelenke, wahrscheinlich über die Stell- und Haltereflexe. Nach manueller Lösung der Kopfgelenksblockierung sind die Iliosakralgelenke häufig spontan frei beweglich.

Eine exakte Unterscheidung „schmerzhaft gehemmtes Kreuz" (Blockierung) und „schmerzhaft gelockertes Kreuz" (Hypermobilität) ist dringend erforderlich. Bei Hypermobilität steht der morgentliche „Anlaufschmerz", der bis zu zwei Stunden anhalten kann und sich nach Bewegung vorerst bessert, im Vordergrund. Nach längerer Belastung kommt es zum Wiederauftreten der Kreuzschmerzen, erklärbar als ligamentärer Schmerz, bedingt durch vermehrte Belastung der Bänder bei gleichzeitiger Minderbeanspruchung der Muskulatur (längeres Sitzen und Stehen). Im Gegensatz zum Wurzelreizsyndrom kommt es bei maximaler Beugung in beiden Knie- und Hüftgelenken bei Hypermobilität im Bereiche der Iliosakralgelenke bzw. der unteren Lendenwirbelsäule zur Schmerzverstärkung.

16.11.2 Therapie

Nach differentialdiagnostischer Abklärung ist bei Blockierungen des Iliosakralgelenkes die Manipulation die Therapie der Wahl. Bei schweren muskulären Verspannungen, wie sie besonders häufig im Lumbalbereich beobachtet werden, sind vor der Manipulation physikalische Behandlungen einzuleiten. Fortbestehende Muskelverspannungen müssen nach Manipulation wegen der Rezidivneigung intensiv medico-mechanisch nachbehandelt werden.

Beim Vorliegen einer Hypermobilität stehen die unter 16.10.2 beschriebenen stabilisierenden Maßnahmen sowie die Sklerosierungsbehandlung der Bandverbindungen im Vordergrund.

17 Literaturverzeichnis

Barbor, R.: Sklerosierende Behandlung von Ileo-sakral-Schmerzen. FAC-Information **4**, 1, 16–17 (1966)

Becker, H.: Über vegetative Reaktionen bei der manuellen Therapie in der nervenärztlichen Praxis. Man. Med. **5**, 34 (1967)

Brocher, J. E. W.: Die Wirbelsäulenleiden und ihre Differentialdiagnose. Stuttgart: Thieme 1962

Brügger, A.: Zur Frage der Differentialdiagnose radikulärer und pseudoradikulärer Syndrome und deren Therapie. In: Therapie über das Nervensystem, Bd. 7. Stuttgart: Hippokrates 1967

Chapchal, G.: Orthopädische Kranken-Untersuchung. Stuttgart: Enke 1954

Debrunner, H. U.: Orthopädisches Diagnostikum. Stuttgart: Thieme 1973

Derbolowsky, U.: Beckenmechanik — chiropraktisch gesehen. Hippokrates **27**, 310–313 (1956)

Derbolowsky, U.: Praktische Beispiele chiropraktischer Beckenbehandlungen. Therapiewoche **7**, 363–364 (1957)

Drechsler, B.: Spinale Muskelsteuerung und Wurzelkompression. Man. Med. und ihre wiss. Grundlagen. Heidelberg 1970

Emminger, E.: Die Anatomie und Pathologie des blockierten Wirbelgelenkes. In: Therapie über das Nervensystem, Bd. 7. Stuttgart: Hippokrates 1967

Erdmann, H.: Die Verspannung des Wirbelsockels im Beckenring. Wirbelsäule in Forsch. u. Praxis **1**, 51–62 (1956)

Erdmann, H.: Vergleichende anatomische Untersuchungen zum Verständnis der Statik und Dynamik von Becken und Lendenwirbelsäule bei verschiedenen Beckentypen. Asklepios **6**, 1–4 (1965)

Erdmann, H.: Grundzüge einer funktionellen Wirbelsäulenbetrachtung. Man. Med. **5**, 55–63 (1967); **6**, 32–37, 78–90 (1968)

Erdmann, H.: Schleuderverletzung der Halswirbelsäule. Wirbelsäule in Forsch. u. Praxis **56** (1973)

Figar, St. et al.: Plethysmographische Untersuchungen bei manueller Behandlung vertebragener Störungen. Acta Neuroveget. **29**, 618–623 (1967)

Flock, H.: Zervikal bedingte Hör- und Gleichgewichtsstörungen. In: Wirbelsäule und Nervensystem. Stuttgart: Thieme 1970

Groeneveld, H. B.: Haltungsbeurteilung der Wirbelsäule. Wirbelsäule in Forsch. u. Praxis **55**, 30–34 (1972)

Güntz, E.: Die Kyphose im Jugendalter. Wirbelsäule in Forsch. u. Praxis **2** (1957)

Gutmann, G.: Kasuistik zum Problem der muskelreflektorischen Steuerung mit Fernwirkung. Man. Med. **10**, 121–124 (1972)

Gutmann, G.: Einführung in die statisch-funktionelle Röntgendiagnostik der Wirbelsäule unter besonderer Berücksichtigung der Kopfgelenke und der Halswirbelsäule. Wirbelsäule in Forsch. u. Praxis **1**, 70–72 (1956)

Gutmann, G.: Bewegungsdiagnostik der einzelnen Bewegungssegmente. Wirbelsäule in Forsch. u. Praxis **40**, 44–50 (1968)

Gutmann, G.: Schulkopfschmerz und Kopfhaltung. Z. Orthop. **105**, 497–515 (1968)

Gutmann, G.: Beitrag zur quantitativen und qualitativen Analyse des Röntgenbildes der Halswirbelsäule im seitlichen Strahlengang. Man. Med. **9**, 49–56 (1971)

Gutmann, G.: Zur Frage der konstruktionsgerechten Beanspruchung von Lendenwirbelsäule und Becken beim Menschen. Asklepios **6**, 1–13 (1965)

Gutmann, G., Véle, F.: Die Gelenke der oberen Halswirbelsäule und ihre Einwirkung auf motorische Stereotypien. Man. Med. und ihre wiss. Grundlagen. Heidelberg 1970

Hansen, K., Schliack, H.: Segmentale Innervation, ihre Bedeutung für Klinik und Praxis. Stuttgart: Thieme 1962

Heipertz, W.: Krankengymnastische Behandlung der Skoliose. Beil. H. zur Z. Orthop. **101**, 64–68 (1966)

Heipertz, W.: Sportmedizin. 7. Aufl. Stuttgart: Thieme 1984

Hülse, M. et al.: Halswirbelsäule und Schwindel. Laryng. Rhinol. **54**, 263–267 (1975)

James, J. I. P.: Skolioses. Edinburgh, London: Livingstone 1967

Janda, V.: Die Bedeutung der muskulären Fehlhaltung als pathogenetischer Faktor vertebragener Störungen. Arch. physik. Ther. **20**, 113–116 (1968)

Janda, V.: Zur Muskelfunktion am Achsenorgan des Rumpfes. Wirbelsäule in Forsch. u. Praxis **52**, 30–38 (1971)

Jentschura, G.: Klinik der Skoliose. Handbuch der Orthopädie, Bd. 2, 237–277. Stuttgart: Thieme 1958

Jirout, J.: Studien der Dynamik der Halswirbelsäule in der frontalen und horizontalen Ebene. Fortschr. Röntgenstr. **106**, 236–240 (1967)

Jirout, J.: The Dynamic Dependence of the Lower Cervical Vertebrae on the Atlanto-Occipital Joints. Neuroradiology **7**, 249–252 (1974)

Junghanns, H.: Die funktionelle Röntgenuntersuchung der Halswirbelsäule. Fortschr. Röntgenstr. **76**, 591–594 (1952)

Junghanns, H.: Leistungsfähigkeit und Grenzen chiropraktischer Maßnahmen. Dtsch. Med. J. **8**, 194–198 (1957)

Krämer, J.: Bandscheibenbedingte Erkrankungen. Stuttgart: Thieme 1978

Krausová, L. et al.: Otoneurologische Symptomatologie bei den Zervikalsyndromen vor und nach Manipulationstherapie. Man. Med. und ihre wiss. Grundlagen. Heidelberg 1970

Kunert, W.: Wirbelsäule und innere Medizin. Stuttgart: Enke 1975

Lewit, K.: Manuelle Medizin. München: Urban und Schwarzenberg 1977

Lindemann, K., Mau, H.: Die Behandlung der Skoliose. Handbuch der Orthopädie, Bd. 2, 278–380. Stuttgart: Thieme 1958

Maigne, R.: Die manuelle Wirbelsäulentherapie. Wirbelsäule in Forsch. u. Praxis **22** (1961)

Matthiash, H. H.: Reifung und Entwicklung in ihren Beziehungen zu Leistungsstörungen des Haltungs- und Bewegungsapparates. Handbuch der Orthopädie, Bd. 1. Stuttgart: Thieme 1957

Morris, J. M.: Biomechanics of the spine. Arch. Surg. **107**, 418–423 (1973)

Norré, M. et al.: Der Zervikal-Nystagmus und die Gelenkblockierung. Man. Med. **14**, 45–51 (1976)

Radtke, F. W., Schlegel, K. E.: Wirbelsäule und Becken. In: Operationsatlas (M. Hackenbroch, A. N. Witt, Hrsg.), Bd. 3. Stuttgart: Thieme 1974

Roesner, J.: Beobachtungen zur Frage der funktionellen Durchblutungsstörungen im A. vertebralis-Bereich und therapeutische Konsequenzen. Man. Med. **7**, 110–112 (1969)

Ruckelshausen, D.: Manuelle Therapie bei Kreuzschmerzen. Münch. med. Wschr. **119** Nr. 39, 1257–1258 (1977)

Seidel, A.: Muskelfehlsteuerung und ISG-Distorsion. Physik. Med. u. Rehab. **7**, 250–253 (1966)

Scheier, H.: Prognose und Behandlung der Skoliose. Stuttgart: Thieme 1967

Schmorl, G., Junghanns, H.: Die gesunde und kranke Wirbelsäule in Röntgenbild und Klinik. Stuttgart: Thieme 1951

Schoberth, H.: Die Leistungsprüfung der Bewegungsorgane. München-Berlin-Wien: Urban und Schwarzenberg 1972

Starý, O. et al.: Die Reflexwirkungen nozizeptiver Reize im Bewegungssegment. Man. Med. und ihre wiss. Grundlagen. Heidelberg 1970

Véle, F.: Wirbelgelenk und Bewegungssegment innerhalb des Steuerungssystems der Haltemuskulatur. Man. Med. **6**, 94–96 (1968)

Véle, F.: Die propriozeptive Informationsentstehung im Wirbelbogengelenk und die Verarbeitung dieser Afferenz. Man. Med. und ihre wiss. Grundlagen. Heidelberg 1970

Wolf, J.: Die Chondrosynovialmembran als einheitliche Auskleidungshaut der Gelenkhöhle mit Gleit- und Barrierefunktion. Man. Med. und ihre wiss. Grundlagen. Heidelberg 1970

Wolff, H. D.: Wandlungen theoretischer Vorstellungen über die manuelle Medizin. Man. Med. **12**, 121–129 (1974)

Wolff, H. D.: Theorien der Gelenkblockierung. In: Therapie über das Nervensystem, Bd. 12. Stuttgart: Hippokrates 1974

Wolff, H. D.: Über Schmerzentstehung an der Wirbelsäule. Verh. Dtsch. Ges. Rheumatologie. Z. Rheumaforschg. **31** (1972) Suppl. 2

Zielke, K.: Skoliose und Kyphose. Wirbelsäule in Forsch. u. Praxis **72** (1978)

Handbuch der medizinischen Radiologie. Berlin, Heidelberg, New York: Springer 1976

18 Sachverzeichnis

H. Frisch

Programmierte Untersuchung des Bewegungsapparates

Chirodiagnostik

1983. 335 Abbildungen in 585 Einzeldarstellungen,
11 Tabellen. X, 484 Seiten
Gebunden DM 148,-. ISBN 3-540-11276-6

Dieses Buch beschreibt umfassend die orthopädische
Untersuchung des Bewegungsapparates. Sie wird ergänzt
durch die besondere Unterschungstechnik der Manuellen
Medizin.
Die zahlreichen Einzeluntersuchungen werden in einem
übersichtlichen Schema von 5 Untersuchungsstufen
zusammengefaßt, das für alle Gelenke gleich ist und das
eine systematische Untersuchung der einzelnen Gelenk-
strukturen auf Funktionsstörungen oder als Störfaktoren
ermöglicht (funktionelle Strukturanalyse).
Damit wird eine Rationalisierung der Untersuchung erzielt,
bei der sich die Indikation zur nächsten Untersuchungs-
stufe jeweils aus dem Ergebnis der vorhergehenden Stufe
und aus der Zusammenfassung funktionell zusammenge-
höriger Körperabschnitte ergibt. Bei den Funktions-
proben wurden die neuesten Erkenntnisse der Bio-
mechanik berücksichtigt. Auch die Symptomatik der Rönt-
genfunktionsdiagnostik wird dargestellt.
Die systematisierte und rationalisierte Untersuchung
erlaubt eine einheitliche Befunderhebung und Dokumenta-
tion von Befunden. Die Angabe der normalen und pathologischen Befunde bei jedem Test machen das Buch zu
einem hervorragenden Nachschlagewerk und nützlichen
Hilfsmittel für die tägliche Praxis.

Haltung und Bewegung beim Menschen

Physiologie, Pathophysiologie, Gangentwicklung und
Sporttraining

Von **W. Berger, V. Dietz, A. Hufschmidt, R. Jung,
K.-H. Mauritz, D. Schmidtbleicher**
1984. 70 Abbildungen, 2 Tabellen. X, 198 Seiten
Gebunden DM 98,-. ISBN 3-540-13065-9

R. Günther, H. Jantsch

Physikalische Medizin

1982. 177 Abbildungen, 66 Tabellen. XIV, 402 Seiten
DM 84,-. ISBN 3-540-11130-1

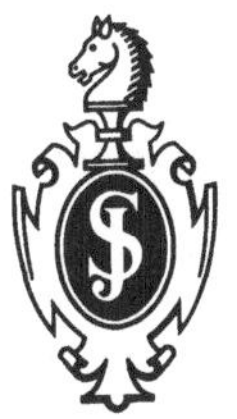

Springer-Verlag
Berlin
Heidelberg
New York
Tokyo